认知症老年人的
照护及告别追思图解

主 编 田素斋 杨景然 张丽莉 田 叶

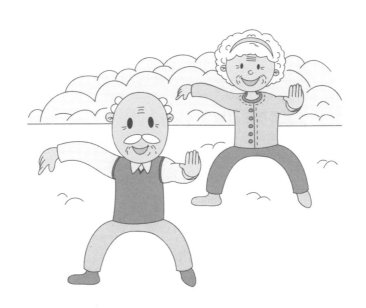

世界图书出版公司

U0289340

图书在版编目（CIP）数据

认知症老年人的照护及告别追思图解 / 田素斋等主编 . -- 北京：世界图书出版公司，2022.2
ISBN 978-7-5192-9351-2

Ⅰ . ①认… Ⅱ . ①田… Ⅲ . ①老年人－阿尔茨海默病－护理－图解②老年人－临终关怀－图解 Ⅳ .
① R473.74-64 ② R48-64

中国版本图书馆 CIP 数据核字（2022）第 009328 号

书　　名	认知症老年人的照护及告别追思图解
（汉语拼音）	RENZHIZHENG LAONIANREN DE ZHAOHU JI GAOBIE ZHUISI TUJIE
主　　编	田素斋　杨景然　张丽莉　田　叶
总 策 划	吴　迪
责任编辑	韩　捷　崔志军
装帧设计	刘　琦
出版发行	世界图书出版公司长春有限公司
地　　址	吉林省长春市春城大街 789 号
邮　　编	130062
电　　话	0431-86805559（发行）0431-86805562（编辑）
网　　址	http://www.wpcdb.com.cn
邮　　箱	DBSJ@163.com
经　　销	各地新华书店
印　　刷	三河市嵩川印刷有限公司
开　　本	710 mm × 1000 mm　1/16
印　　张	8
字　　数	119 千字
印　　数	1—2 000
版　　次	2022 年 2 月第 1 版　2022 年 2 月第 1 次印刷
国际书号	ISBN 978-7-5192-9351-2
定　　价	68.00 元

编委会

主 审
时保军

主 编
田素斋　杨景然　张丽莉　田　叶

副主编
（按姓氏笔画排序）

石晓燕　李　赞　陈　康
武卫东　赵志国　侯慧磊
袁素亚　索婉宁　高淑红
高增敏　唐丽梅　赫晓慈

编　委
（按姓氏笔画排序）

田艺超　田希悦　吕晨旭
孙卫格　李　萍　杨志伟
张力涛　张天桥　张海娇
高亚暄　韩淑青　樊宏峰

参编单位
泊头市福星园老年公寓
河北仁爱医养服务集团有限公司
上海九如城教育科技有限公司
海南省托老院

序

2021 年是"十四五"规划的开局之年，也是中国养老重启高质量发展之路的关键之年，"十四五"期间，我国老龄人口将突破 3 亿，将从轻度老龄化迈入中度老龄化，是积极应对人口老龄化，做好养老服务准备的宝贵窗口期。

目前，我国认知症老年人人数超过 1000 万，居全球之首。在 60 岁以上老年人群中，年龄每增加 5 岁，患病风险会增加 1.85 倍。这个病无法治愈，因此，预防干预就变得尤为重要。最新研究证实，老年性认知症的危险因素很多来自不健康的生活方式和慢性疾病，可以通过运动、营养、改变生活方式等早期干预。

养老护理员作为新兴职业，呈现需求大于供给的总趋势。据权威部门测算，目前我国需要养老护理员 1000 万人左右，而全国现有专业养老护理员仅20 万余人，缺口很大，而且养老护理人员的素质参差不齐、服务不规范、护理质量不高的问题较为普遍，养老护理人员的数量和服务质量都远远不能满足养老服务市场需要。因此，加强养老护理员的正规化、专业化培训，对于提高养老护理从业人员的职业技能，建设一支专业化、规范化的养老护理员队伍具有重要意义。

为此，河北医科大学第二医院田素斋博士组织多位从事养老护理工作的中青年专家编写了《认知症老年人的照护及告别追思图解》一书。主编田素斋博士曾担任河北医科大学第二医院护理部主任，现担任该院养老中心筹建办主任，在养老护理方面具有丰富的工作经验。田素斋研发团队开发了下肢肌力保健操（国作登字 –2016-v-00246484）、步态平衡操（国作登字 –2017-I-00397410）、老年抚触保健操（国作登字 –2017-I-00360501）获得国家版权局登记等内容。本书全面描述了认知症老年人日常生活和日常动作的照护技巧，还包括老年人的送别服务，最后的告别和永久的怀念。

本书的特点是图文并茂、结构清晰、重点突出、通俗易懂，理论结合实践，紧扣养老护理员对认知症老年人的操作技能，既适用于初级、中级养老护理员的自学，也是养老护理员职业培训的实用教材，还可作为养老机构、社区、居家养老服务从业人员的参考用书，以及在校学生和家庭照护者的自学用书。

衷心希望本书的出版，对广大养老护理员的工作提供切实的指导与帮助！

河北医科大学第二医院院长

2021 年 8 月 20 日

前　言

在当前人口老龄化形势日趋严峻的情况下，养老服务问题成为目前重大的现实问题，尤其是认知症老年人的养老服务发展也日显重要。在国家养老服务政策的支持下，专业化的养老服务有了广阔的发展空间。为了推进认知症老年人专业化的养老服务建设，我们结合当前实际，编写了《认知症老年人的照护及告别追思图解》一书。

本书共分为两部分七章内容，第一部分为"认知症老年人的照护"，包括第一章至第四章。第一章为认知症照护基础，对早期识别、早期筛查与诊断、名称演变及各类型特点进行论述。第二章为认知症老年人日常照护，对进食、尿便失禁、睡眠、洗澡、更衣等内容进行讲解。第三章为认知症预防及训练，对认知症老年人认知功能训练和认知症预防进行论述。第四章为认知症个案护理，对异食行为应对、妄想和猜疑行为应对、徘徊与走失应对、拒绝洗澡的应对、激越与攻击行为应对、不洁行为应对等内容进行讲解。第二部分为"送别老年人服务　告别与怀念"，包括第五章至第七章。第五章为送别，对临终前的准备和在爱与陪伴中告别进行讲解。第六章为身后事的处理，对死亡确认、遗体照护和离世后的手续办理等内容进行讲解。第七章为最后的告别和永久的怀念，对殡仪、葬仪、祭祀内容进行讲解。

附录为三个保健操，分别为下肢肌力保健操、步态平衡操、老年抚触保健操。

本书可作为养老机构、社区、居家养老服务从业人员的参考用书。在编写过程中得到了多方的大力支持，在此表示衷心的感谢，同时也感谢王雪儒等绘图者的辛苦付出。

由于时间仓促、专业水平有限，书中难免存在不妥之处，敬请读者和同行批评指正。

编　者

2021 年 7 月

目　录

第一部分
认知症老年人的照护

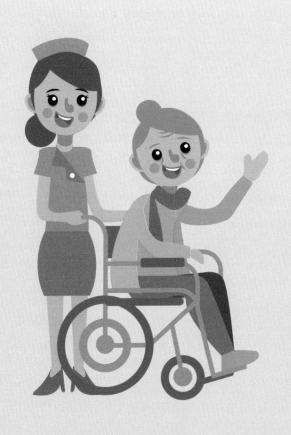

第一章 认知症照护基础

第一节 认知症基础——早期识别

一、记忆力下降

认知症老年人早期最常见的症状之一，主要表现为常常忘记最近发生的事情，丢三落四，事后很难再回忆起来。与正常老化不同，正常老化对体验过的事情只是部分回忆不起来，因为忘事，患者会不断重复问同一个问题，这些现象容易被家人忽视。随着病情加重，记忆力下降，认知症老年人会忘记久远的事情。

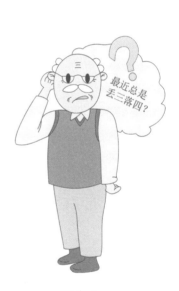

最近总是丢三落四？

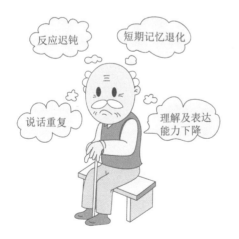

反应迟钝
短期记忆退化
说话重复
理解及表达能力下降

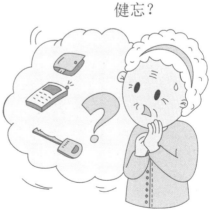

健忘？

二、定向力障碍

认知症老年人失去对时空的认知力，在陌生地方容易迷路；失去对日期、季节的记忆；不能辨认白天和黑夜；逐渐不认识家人、朋友；疾病晚期，不认识镜中的自己。

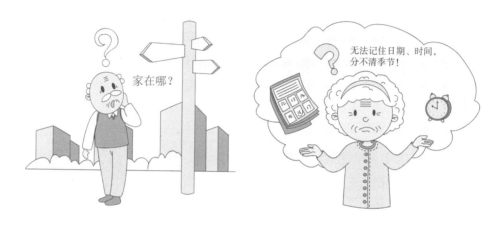

三、语言能力受损

早期常出现忘词，知道物品怎么使用，但是叫不出常用物品名称。

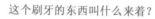

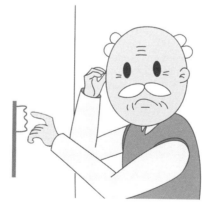

四、判断力和警觉性下降

容易上当受骗，如有的老年人会买很多保健品、把钱给陌生人、吃变质食物等。不能根据天气变化增减衣服。

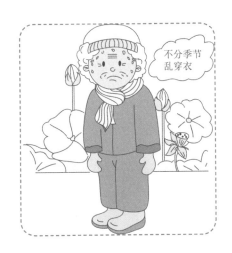

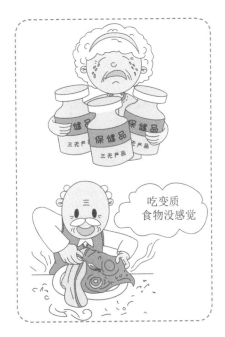

五、抽象思维能力下降

对数的概念模糊，分不清钱款数额；计算能力下降，即便曾经是和数字打交道的工作，如会计、数学老师。

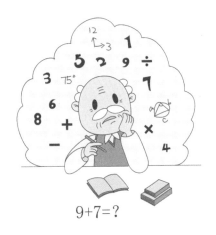

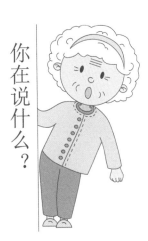

六、难以完成熟悉的工作

以前能够很轻松、很熟练完成的事情，现在需要更多时间去做，甚至干脆忘记如何去做。如不会做饭了，穿衣、洗澡、大小便控制等需要不同程度帮助。

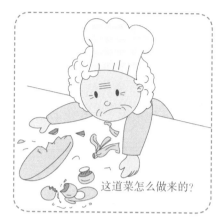

这道菜怎么做来的?

七、行为异常

约 80% 的患者在疾病不同阶段会出现行为异常，尤其在疾病中期会出现各种异常行为，如拿别人东西、接近不熟悉的异性、藏东西、收破烂、不恰当处理物品、骂人、打人、摔东西等。

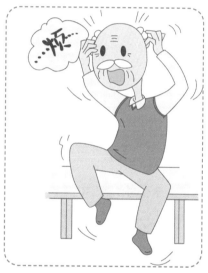

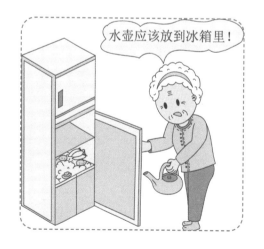

水壶应该放到冰箱里!

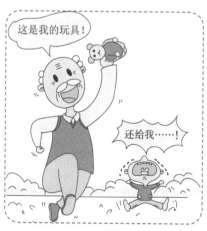

这是我的玩具!

还给我……!

八、精神症状

每个人都会有情绪上的变化和起伏。随着年龄增长,性格也会有少许改变,但认知症老年人的情绪和个性会发生显著改变,有的会出现幻觉、猜疑、妄想、抑郁、焦躁、萎靡不振等。应特别注意区分认知症与抑郁。

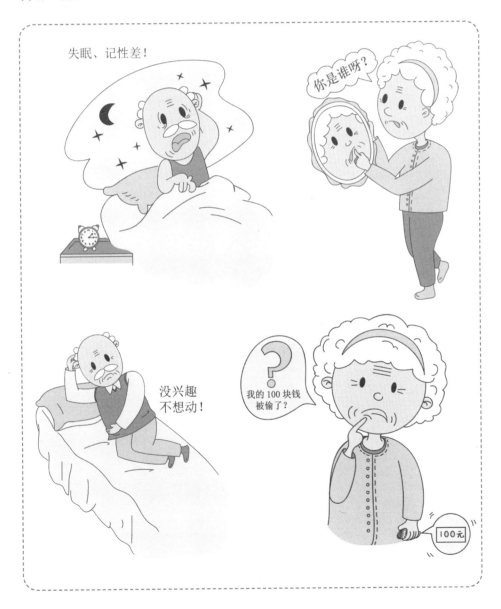

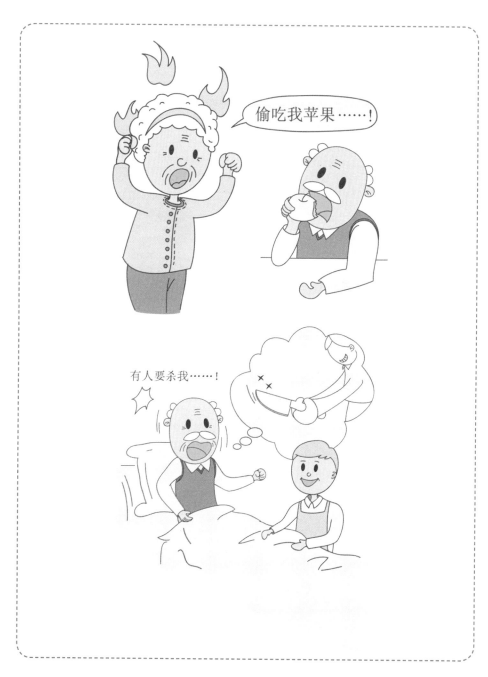

　　以上是认知症老年人常发生的一些症状表现,提醒家人们注意观察、区分,及早带患者找专业医生甄别。

第二节 早期筛查与诊断

　　早期发现认知症的蛛丝马迹：前面章节向大家介绍了认知症老年人的一些症状表现，特别是早期的一些症状表现，提醒家人们引起注意，一经发现及时就诊。

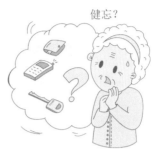

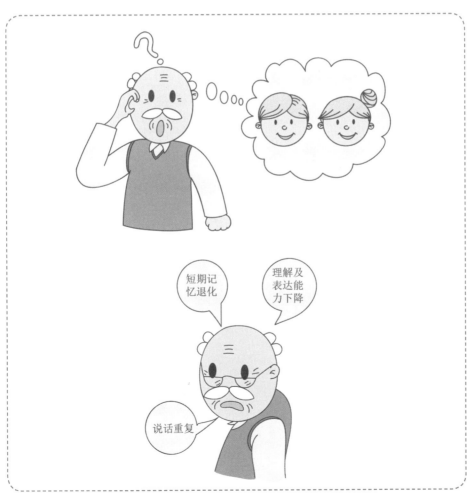

　　一旦发现家人有认知症的迹象，不要恐慌，也不要有病乱投医，要找到对的医院和医生。大多数中心城市的大医院都开设了记忆门诊，有经验的医生会全面评估患者的健康状况，找出影响他大脑正常工作的隐患。

　　找到对的医院和医生：

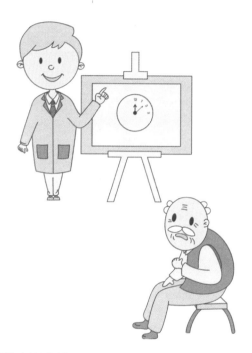

　　建议找以下医学专家会诊：

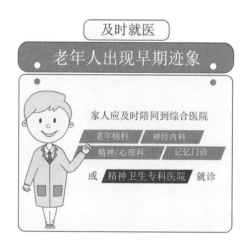

常用检测量表：由护理人员来执行的 AD8 痴呆早期筛查问卷、画钟测验、简易精神状态检查（MMSE）。

1. AD8 痴呆早期筛查问卷

所需时间不超过 3 分钟，如果老年人出现 2 种或 2 种以上的能力改变，就高度怀疑老年人可能有早期痴呆表现，应建议老年人尽早到记忆门诊进行专业诊断和评估。AD8 痴呆早期筛查问卷总分 8 分，大于 ≥ 2 分，建议老年人尽早去医院检测。

AD8 痴呆早期筛查问卷

		有改变	无改变	不知道
1	判断力有困难：例如容易上当受骗、落入圈套或骗局、财务上做出不好的决定、买了不合适的礼物等			
2	对业余爱好、活动的兴趣下降			
3	重复相同的事情（例如：提同样的问题，说或做同一件事，或说相同的话）			
4	学习如何使用工具、电器或小电器（例如电视、洗衣机、空调、煤气灶、热水器、微波炉、遥控器等）方面存在困难			
5	忘记正确的月份和年份			
6	处理复杂的财务问题存在困难（例如平衡收支、存取钱、缴纳水电费等）			
7	记住约定的时间有困难			
8	每天都有思考和（或）记忆方面的问题			
	总分			

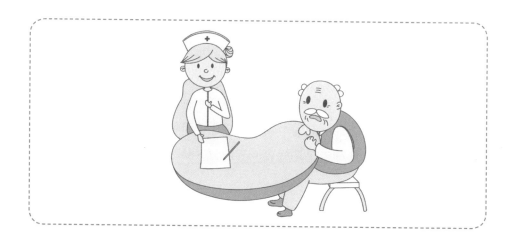

2. 画钟测验

操作简单实用，不需要对评估人员进行特别的培训，检查只需1～2分钟，评分简单快捷，对环境要求少，是临床中应用最广泛的筛查工具。如果画钟测验得分3～4分表明认知水平正常；得1分或2分，建议尽早带老年人去医院检测。

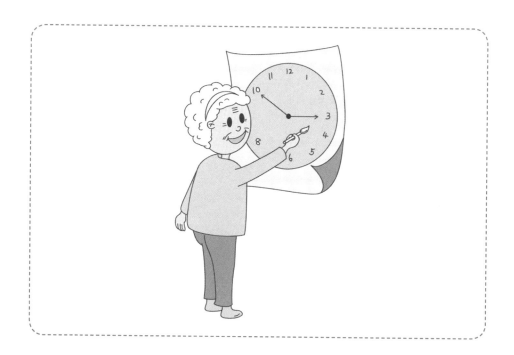

3. 简易精神状态检查（MMSE）

该检查是最具影响的对脑力进行检查的工具之一。包含的项目较为广泛，可以检查记忆力、注意力、计算力、语言能力等。人员经过简单培训后就可以应用，是迄今为止应用最广泛的认知症筛查量表。完成时间大约 10 分钟。如果老年人是文盲，总分≤ 17 分，或小学文化，MMSE 总分≤ 20 分，或初中和初中以上文化，MMSE 总分≤ 24 分时，建议老年人应尽早到医院进行专业诊断和评估。

简易精神状态检查（MMSE）量表

项目		记录	评分	
Ⅰ定向力 （10分）	今年是哪一年		0	1
	现在是什么季节		0	1
	现在是几月		0	1
	今天是几号		0	1
	今天是星期几		0	1
	你现在在哪一省（市）		0	1
	你现在在哪一县（区）		0	1
	你现在在哪一乡（镇、街道）		0	1
	这里是什么地方		0	1
	你现在在哪一层楼		0	1
Ⅱ记忆力 （3分）	皮球		0	1
	国旗		0	1
	树木		0	1
Ⅲ注意力和 计算力 （5分）	100-7		0	1
	-7		0	1
	-7		0	1
	-7		0	1
	-7		0	1

续表

项目			记录	评分	
Ⅳ回忆能力 （3分）	皮球			0	1
	国旗			0	1
	树木			0	1
Ⅴ语言能力 （9分）	命名能力	手表		0	1
		铅笔		0	1
	复述能力	四十四支石狮子		0	1
	三步命令	右手拿纸		0	1
		两手对折		0	1
		放在大腿上		0	1
	阅读能力	请闭上你的眼睛		0	1
	书写能力	写出一个完整句子		0	1
	结构能力	按样作图		0	1
总分				/30	

诊疗流程：认知症的诊断需要进行全面综合的检查，明确病因才能对症治疗。请参照不同医院诊治流程就诊。

第三节 名称演变及各类型特点

一、认知症名称演变

痴呆？失智症？认知症？

说起"痴呆"这个词，想必大家并不陌生，它虽然不好听，却是医学规范名词，全称为"痴呆综合征"，因为单从字面上看这两个字有负面含义，可能会导致当事人耻感和受歧视。因此，许多国家和地区及民间组织陆续对"痴呆"进行了更名。

中国台湾地区在 2001 年，将痴呆改为"失智症"。

日本在 2005 年，将痴呆改为"认知症"。

中国香港地区 2010 年曾提出"脑退化症"。2012 年又提出以"认知障碍症"取代痴呆。

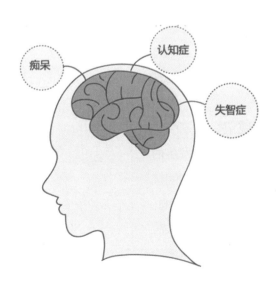

二、认知症分型

认知症的常见类型有以下几种，其共有特点是早期记忆力下降，但是程度不同。

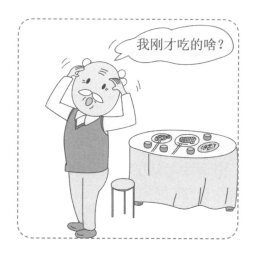

1. 阿尔茨海默病（简称 AD）
2. 血管性认知症（简称 VaD）
3. 路易体认知症（简称 LBD）
4. 额颞叶认知症（简称 FLD）
5. 其他　帕金森认知症、混合型认知症。

三、不同类型认知症有其特有的表现

1. 阿尔茨海默病

阿尔茨海默病是一种渐进性加重的大脑退行性疾病，能导致思维与记忆严重受损，结果导致能力和（或）行为的改变。

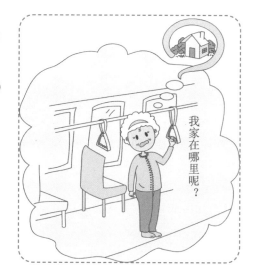

老年人早期出现记忆力下降，"近事"遗忘，常常忘记刚刚发生的事情，而且即便有人提醒也不能回忆起来，和正常衰老的忘事是有区别的。其他，还表现为判断、推理能力下降，情绪和行为改变，不会做日常熟悉的事务，容易发生走失等危险情况，提醒家人注意。

2. 路易体认知症

因科学家弗里德里 .H 路易发现在脑干和大脑皮质中分布一种异常的蛋白质沉积而得名。有 3 大核心症状，幻视、轻度记忆障碍、帕金森表现（动作缓慢、小碎步、身体僵硬），男女比例 2：1，70 ～ 80 岁多见。周边症状如：睡眠障碍、暴力语言、吞咽障碍等。

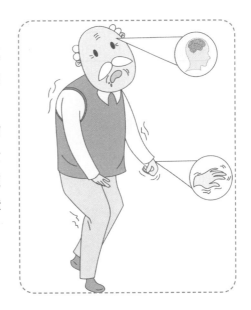

3. 额颞叶认知症

额颞叶认知症是一种进行性发展的认知症，会导致大脑特定区域（额叶和颞叶）产生病变。患者可出现反社会行为（举止不当、冲动），有的表情傲慢、喜欢吃甜食、暴躁易怒。如果患者反问的时候多，带助听器没有改善，应怀疑此病。此病好发于 45 ～ 65 岁，女性多于男性。

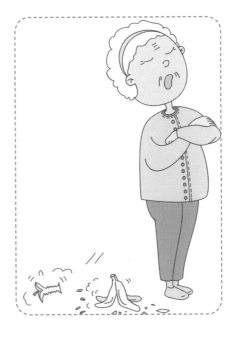

4. 血管性认知症

血管性认知症是认知症的第二常见原因，占认知症老年人总数的 30%。血管性认知症的特点是为大脑供氧的血管发生变化或堵塞，可以出现运动障碍、便失禁、失语、失认等。

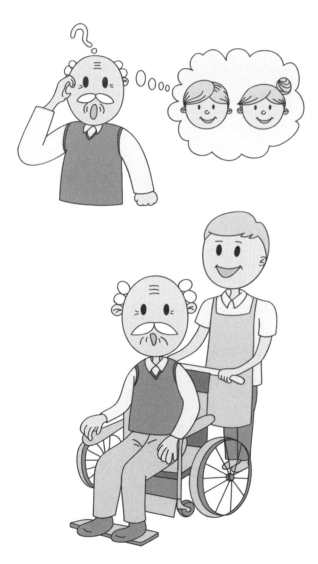

第二章 认知症老年人日常照护

第一节 进食

老年人身体功能减退，咀嚼、消化能力降低，食物中的营养物质吸收利用能力下降，易影响老年人身体健康。日常饮食照护除保证食物的色香味符合老年人的口味外，还应注意老年人进食、进水时的体位，照护者要注意观察在进食、进水时是否有呛咳、误咽、噎食等情况，一旦发现异常要及时报告处理。

一、就餐环境

宽敞、明亮、整洁。

关掉电视和收音机。

尽量不要让聊天和提问影响他们进食、不要催促他们快点吃完等。

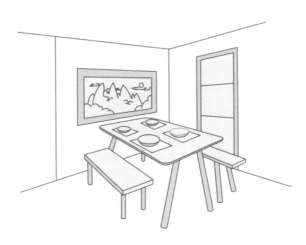

二、餐具

选择适合老年人的餐具，餐桌椅高度合适。

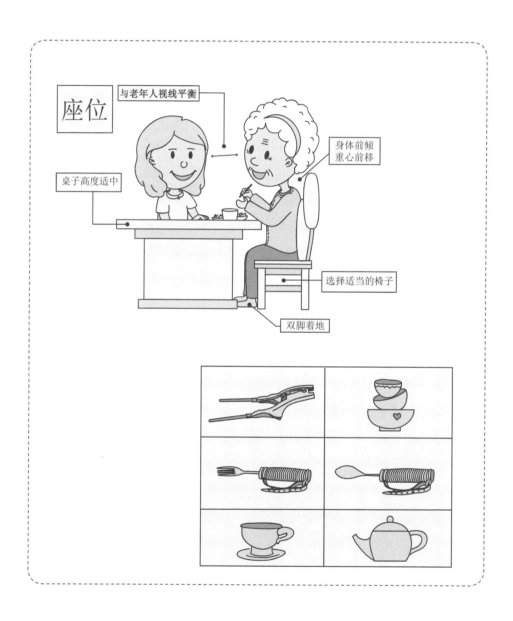

📋 三、食物

色、香、味适合老年人口味。食物和餐具颜色差别大一些，方便老年人识别。视力障碍老年人食物摆放可用钟表法，便于老年人记忆。

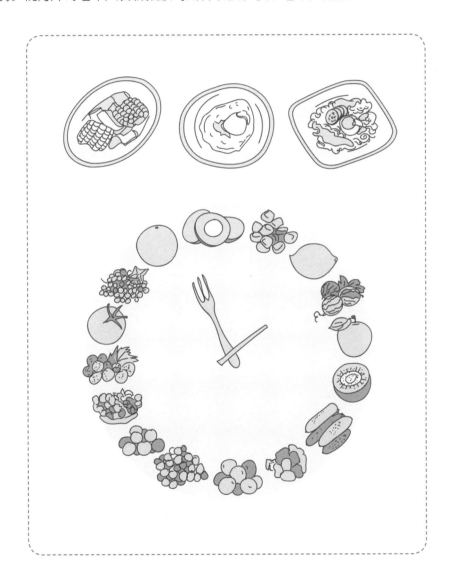

四、体位

　　进食体位要根据老年人自理程度及病情选择合适的姿势。一般常用体位有坐位和半坐位，因仰卧位时，食物特别容易进入气管，因此不能让老年人以这种体位进食。如果老年人能保持坐位，最好是坐位直立或稍稍前倾；如果无法完全坐直，可抬高床头 30°～45°，颈部稍稍前倾，利用枕头、垫子等物保持体位稳定、颈部前倾和腹部松弛，这种体位利于食物流入食管。偏瘫患者因患侧多有运动和感觉障碍，咽反射迟钝容易引发误吸，因此可采取健侧卧位（健侧在下）侧卧 45° 的体位。

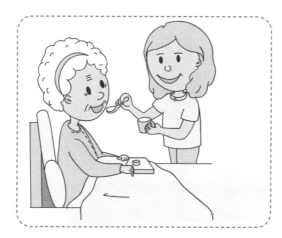

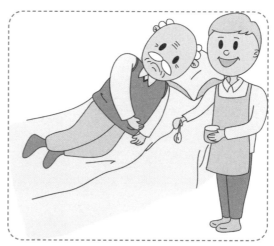

五、注意事项

1. 不要强迫老年人进食。

2. 尽量不要将主食、辅食搅拌在一起吃。

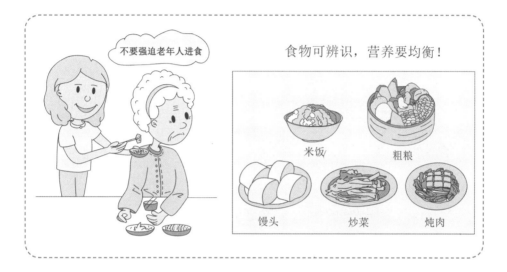

3. 护理员视线要与老年人平齐。

4. 不要站着喂饭，使老年人有压迫感，而且容易引起老年人呛咳、误咽。

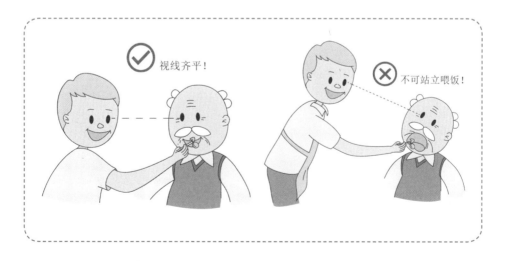

5. 不要让老年人单独进餐，家人或护理员要陪伴老年人一起进餐。

6. 固定用餐时间，方便老年人记忆。

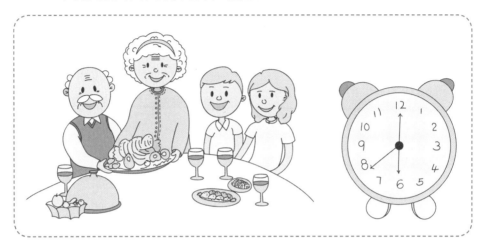

7. 餐桌不要摆放假的食物，以免老年人误食。

8. 注意观察有无吞咽障碍，避免发生呛咳。一旦发生立即施救。

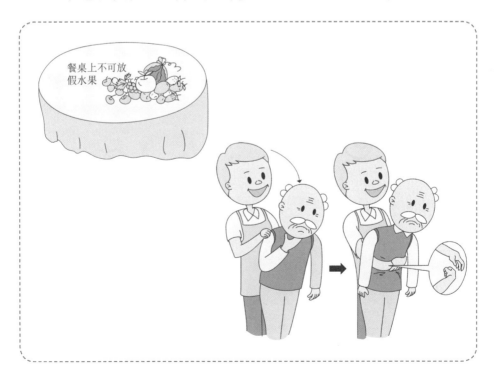

第二节 尿便失禁

老年人由于本身生理特点和疾病因素，极易发生排尿和排便功能障碍。便失禁包括尿失禁和大便失禁，大便失禁相对较少。日常照护者要学会评估老年人失禁的原因，积极处理因为一些疾病引起的失禁，如腹泻、尿路感染、男性前列腺增生等。对于与认知症相关原因引起的二便失禁，

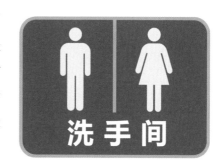

如有的老年人不知道如何表达"卫生间"这个词，还有的老年人会误把垃圾筐、废纸篓当成马桶，对于这些现象，日常生活中，照护者要注意观察引导，减少失禁的发生，提高老年人的生活品质。

一、卫生间环境

1. 卫生间门上标识清楚（字体老年人能看清、标识位置高低合适），卫生间门上要有标识，门的颜色和卧室有区分，方便老年人找到。

（1）标识位置与老年人视线平齐，容易看到。

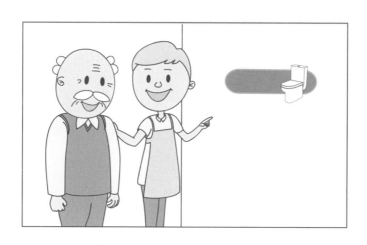

（2）卫生间标识太小，老年人看不到。

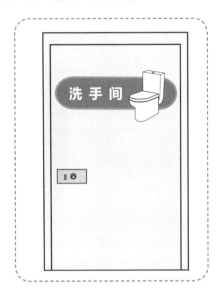

2. 夜间卫生间照明灯光柔和，不要有炫光。

3. 卫生间距离卧室不要太远，方便老年人找到。

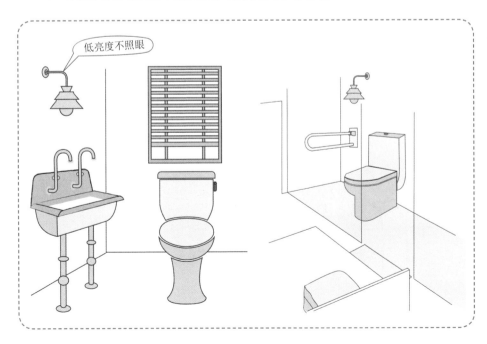

4. 马桶边要有扶手。马桶座高低合适，坐在马桶上双脚能着地，太低老年人蹲不下去，重心下移还容易跌倒。

5. 卫生间马桶和地板颜色差异可以大一些，老年人容易识别。

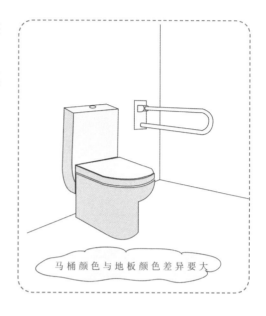

马桶颜色与地板颜色差异要大

二、按时如厕

每天早晨睡醒后、饭前饭后和午睡前提醒老年人如厕。

尿裤子了，早点提醒就好了。

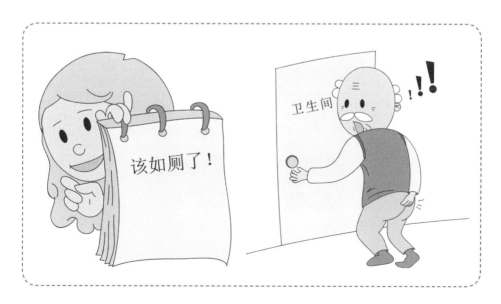

三、衣服穿脱方便

尽量选择容易穿脱的不需要解开腰带或纽扣的衣服。

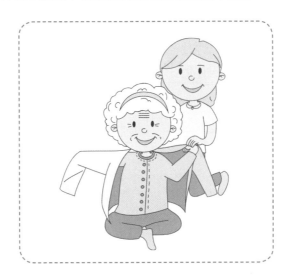

四、预防夜间尿便失禁

白天要保证老年人水分的摄入。午休和晚上睡前的两个小时尽量控制老年人饮水量。

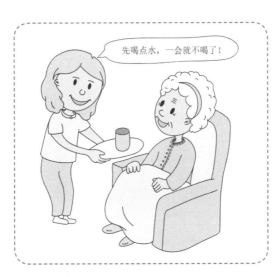

五、长时间外出可使用一次性卫生垫

外出时间长，征得老年人同意，可以选择一次性卫生垫。

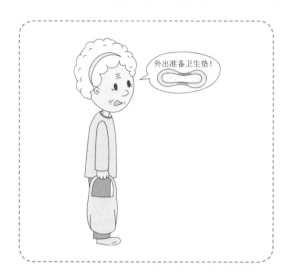

六、注意事项

1. 不要催促、指责老年人，使老年人感到没有尊严。

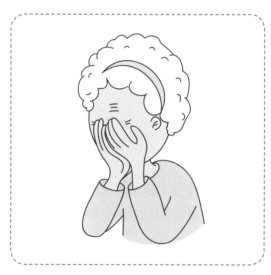

2. 注意老年人便后的皮肤清洁，保持皮肤清洁干燥。

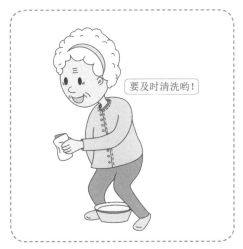

3. 注意观察老年人想如厕的征象，如发现老年人坐卧不安、拉扯衣服等，要及时提醒、协助老年人如厕。

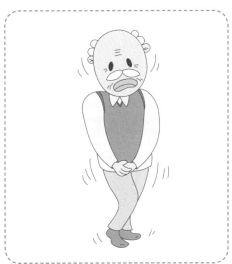

第三节　睡眠

睡眠质量与身心健康和安全有密切的关系。对于由阿尔茨海默病和其他疾病引起的认知症老年人来说，睡眠障碍较为常见，有调查显示25% ～ 35%的阿尔茨海默病患者的睡眠 / 睡醒模式异常。睡眠问题也是家人把中重度认知症老年人送到照护机构的常见原因之一。

一、创造安静的睡眠环境

1. 房间设施简单安全，温湿度适宜，室内温度夏季 26 ~ 30℃，冬季
18 ~ 22℃为宜，相对湿度 50% ~ 60%。室内安静，通风良好，光线不要过亮
或过暗。

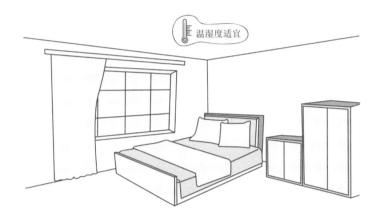

2. 卫生间设施齐全，靠近卧室，夜间亮起厕灯，方便如厕。

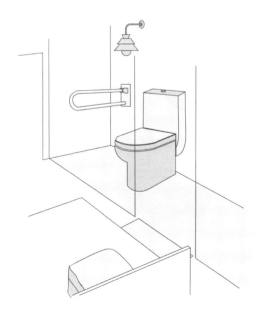

二、白天多活动，减少午休时间

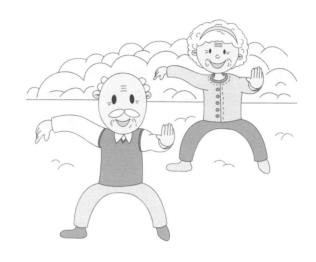

三、不要喝咖啡等引起兴奋的饮料

四、改变睡眠安排

比如有的老年人想换个房间或者在沙发上睡一会儿，都可以。

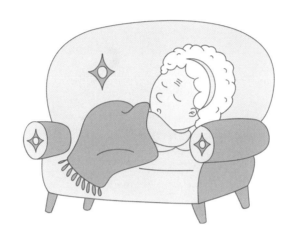

五、房门安装报警装置

房门可以安装报警装置，防止老年人夜间迷惑起床离家。

当门窗打开超过1厘米时，报警器立即发出110分贝报警声。

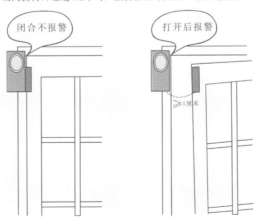

六、了解老年人睡眠障碍的原因

要了解引起老年人睡眠障碍的原因，是否有烦心事，是否有药物不良反应，是否有身体的不适，如疼痛、饥饿，或者室内温度过高、过低，要及时处理。

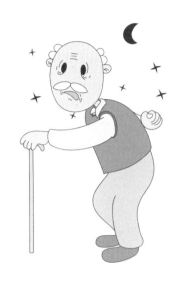

七、睡前提醒老年人如厕，减少饮水量

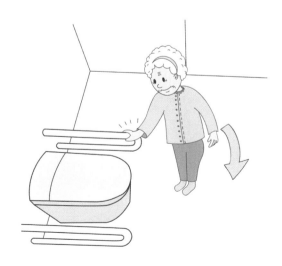

八、与老年人的沟通方式

不要和出现幻听、幻视的老年人争执解释，试着抱抱她或者陪他一会儿，对缓解情绪有帮助。

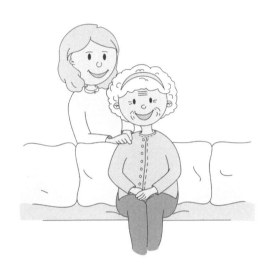

九、睡醒了及时起床，不要在床上躺太久

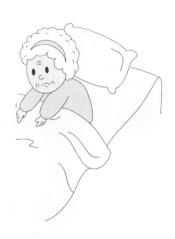

十、尿便失禁老年人，及时处理失禁原因

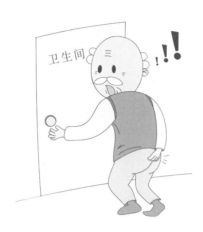

十一、尝试了一切方法不奏效时要及时看医生

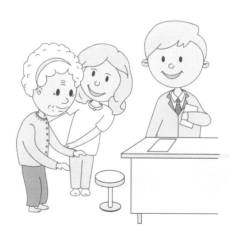

十二、注意事项

不要强行让老年人入睡。

第四节 洗澡

洗澡可以使老年人身心放松、身体舒适、心情愉快。定期洗澡或根据老年人需求及时协助洗澡，不仅可使老年人身体舒适，更是老年人健康的需要。对于正常人来说洗澡是一件比较简单的事情，但对认知症老年人，即使在早期有时也是一项困难的事情，需要照护者综合评估老年人的情况，防止意外的发生。

一、卫生间环境

1. 标识清楚（字体老年人能看清、标识位置高低合适）。

2. 温湿度适宜，洗澡水不要太凉或太热。

根据老年人习惯调整，一般水温 38 ~ 40℃。室内温度一般 24 ~ 26℃。

3. 放好防滑垫、浴凳、防滑拖鞋，防止老年人滑倒。

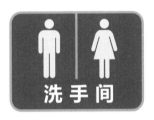

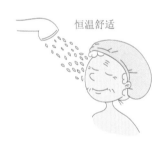

恒温舒适

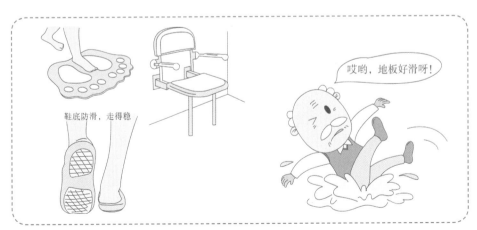

鞋底防滑，走得稳

哎哟，地板好滑呀！

4. 检查卫生间扶手牢固。

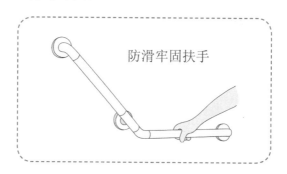

防滑牢固扶手

二、为老年人准备好洗澡物品

将沐浴液、浴巾、干净的衣服等洗澡物品放在老年人方便拿取的地方。

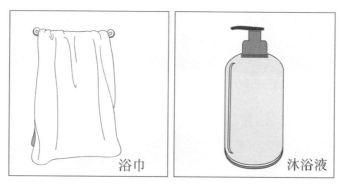

浴巾 沐浴液

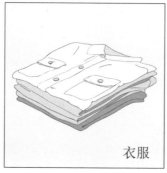

衣服

三、尊重老年人隐私

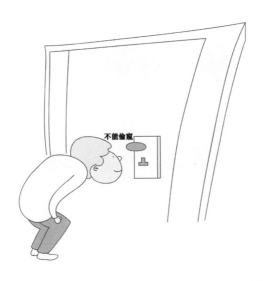

四、洗澡步骤分次说

对于理解力有障碍的老年人，将洗澡步骤分次说，使老年人能听明白。

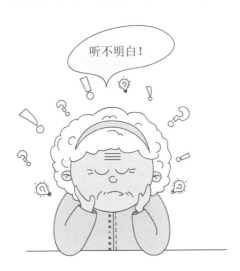

五、留下愉快记忆

老年人洗完澡可以为老年人准备一些喜欢吃的小零食或小礼物，补充一些水分等。

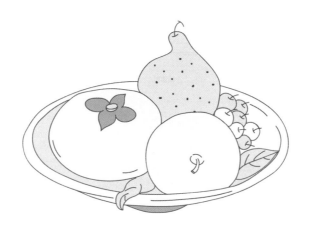

六、注意事项

1. 老年人洗澡时浴室门不要锁，虚掩即可。

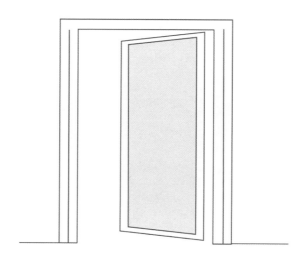

2. 老年人泡澡时不要离开，以免老年人发生溺水。

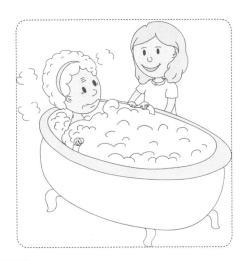

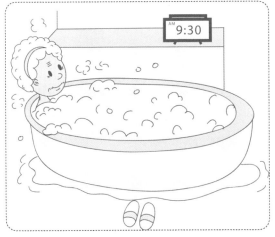

3. 洗澡时间的选择，尽量遵从老年人的日常生活习惯。

认知症老年人晚上洗澡有时可能会迷惑，可以选择早上洗澡。

4. 协助老年人洗澡时动作要轻柔。

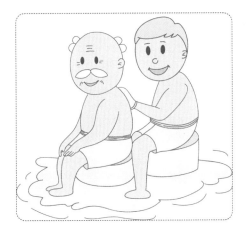

5. 注意观察老年人洗澡过程中有无身体不适，发现异常立即停止。

6. 不要催促、强迫老年人洗澡，老年人拒绝洗澡可以换个时间再洗。

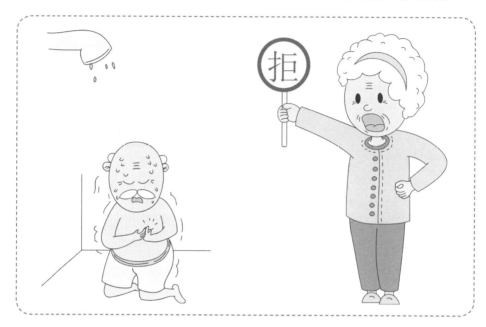

7. 洗浴完毕及时协助老年人穿好衣服，防止受凉。

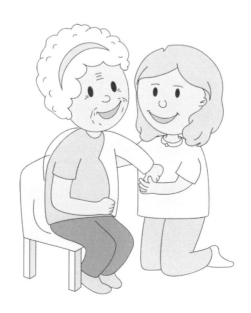

第五节 更衣

有些老年人在认知症早期还能自己穿衣，照护者可以引导老年人自主完成这些活动。在日常生活中，尽量简化这些步骤，使老年人能更好地自理。

一、衣服的选择及如何更好地穿衣

1. 衣服有序整理，降低穿衣难度。

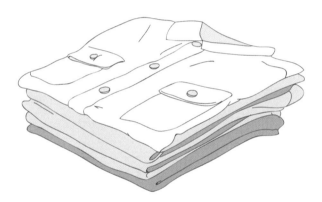

2. 选择容易穿戴的衣帽。尽量选择容易穿脱的运动衣、开襟毛衫、松紧带的裤子。

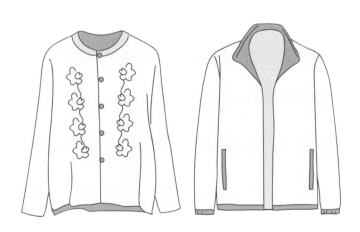

3. 尽量选择容易清洗的衣服。

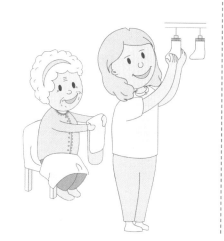

4. 为老年人多准备几套喜欢的不同颜色的衣服，可以换着穿。

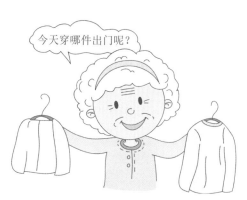

今天穿哪件出门呢？

5. 衣橱的衣服最好成套（上衣和下衣成套）挂起来，减少老年人选择衣服的困难。内衣、袜子等可以放在小格子里便于取用。

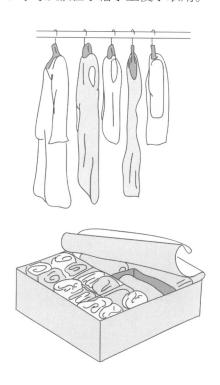

二、勤换衣服，保持清洁

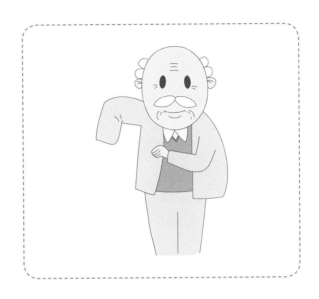

三、引导老年人按季节穿衣服

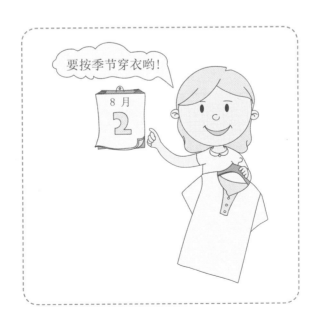

四、指导半身麻痹老年人穿脱衣服

1. 健侧手将衣服的前后提到脖子附近。

2. 健侧手提着后衣领通过头部，再把背部的衣服翻过头部。

3. 用健侧手臂摩擦肚皮，把健侧袖子脱下来。

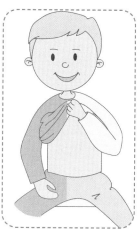

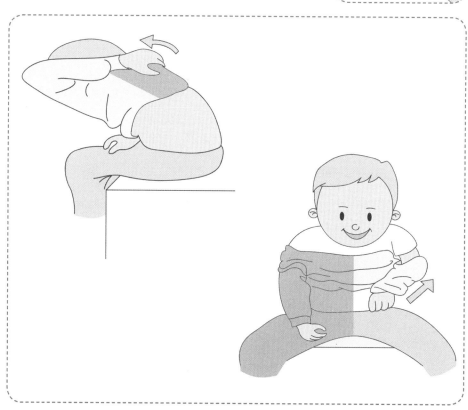

4. 用健侧手把麻痹侧的袖子脱下来。

5. 将衣服在膝盖上摊开，健侧手拿着衣服，让麻痹侧手穿过袖口。

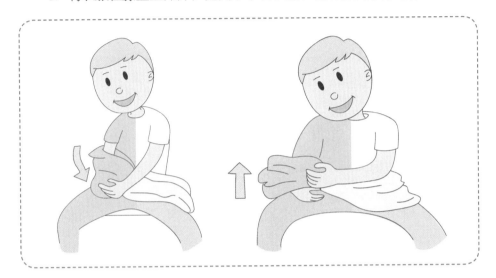

6. 尽量把袖子拉到肩膀上，健侧手穿过另一袖口。

7. 将后背衣角到领窝一块抓住套头。

8. 用健侧手把麻痹侧袖子、肩膀位置整理好。

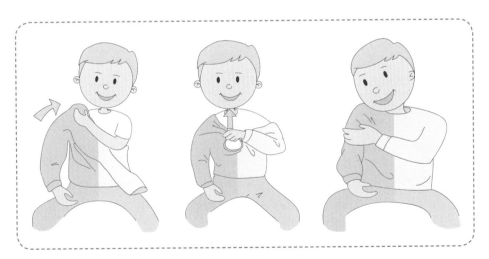

五、注意事项

1. 脱衣服时先脱健侧，穿衣服时先穿患侧。

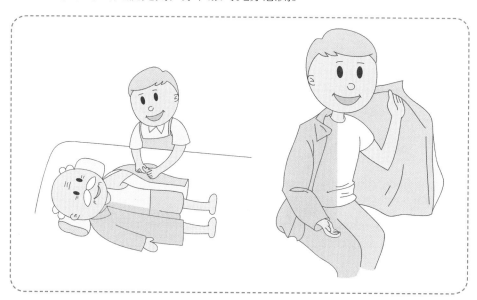

2. 不要催促、指责老年人。

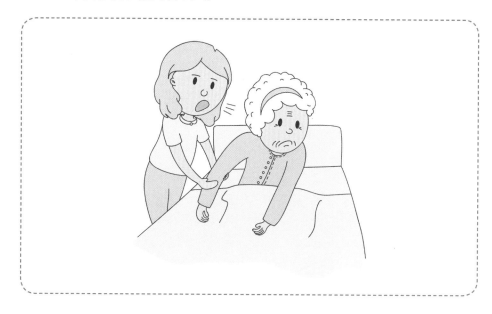

3. 老年人能做的步骤尽量让老年人自己做，增加老年人自信心，减缓老年人功能退化。

4. 不要让老年人穿自己不喜欢的衣服。

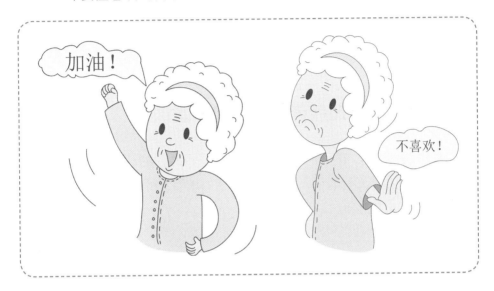

第一节　认知症老年人认知功能训练

　　认知症会影响老年人的一些能力，使他们无法再做日常熟悉和喜欢的事情，但是通过对认知症老年人进行一些日常的训练，可以延缓老年人的能力减退，提高其生活品质。

一、语言训练

　　认知症老年人语言功能障碍，说话杂乱无章、啰唆，甚至不能用语言交谈。照护者要主动与老年人交流，说话简单通俗，每次只说一件事。鼓励老年人表达自己的想法，给老年人读书、念报，让老年人简单复述。

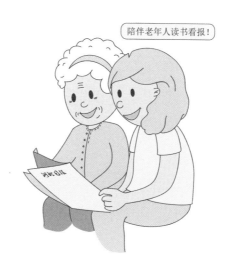

陪伴老年人读书看报！

二、记忆训练

听听音乐、看看家庭相册的老照片、随手涂鸦、一起大声诵读、做老年人感兴趣的事情（关注过程而不是结果，参加了训练，动了脑筋）。

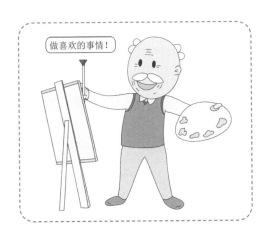

三、视空间能力训练

一些益智玩具可以帮助训练老年人的视空间能力，如搭积木、拼图游戏，看图说话等。

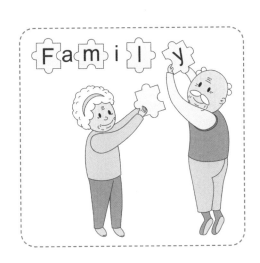

四、思维障碍康复训练

可以和老年人一起做力所能及的家务，如把衣服分类放置、摘菜、叠袜子、排列物品顺序等。

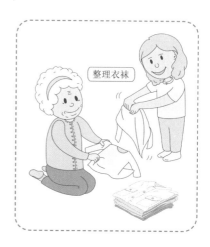

整理衣袜

五、多感官能力训练

1. 触觉　抚摸石子、沙子等（有人陪护）。

2. 嗅觉、味觉　品茶、做香包。

3. 视觉、听觉　听收音机、喜欢的音乐。辨别颜色。

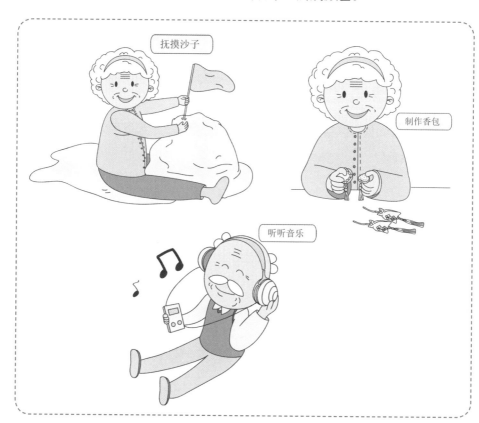

抚摸沙子

制作香包

听听音乐

六、园艺治疗

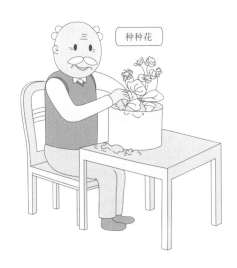

种种花

第二节 认知症预防

随着人口老龄化，认知症老年人的数量在急剧增加，认知症已经成为全球性公共健康问题。我国由于人口基数庞大，已经成为认知症人口第一大国。到 2040 年，我国认知症老年人数量将等于发达国家的总和。认知症严重影响着患者和家人的生活质量，到目前为止认知症虽然还没有特效药，但认知症是可以预防的。

合理饮食、保持良好的生活习惯、多运动、培养兴趣爱好、增加人际交往、家人多陪伴都可以减缓认知症的发生。

1. 培养兴趣爱好。

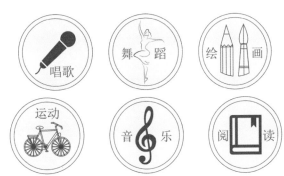

2. 合理饮食。

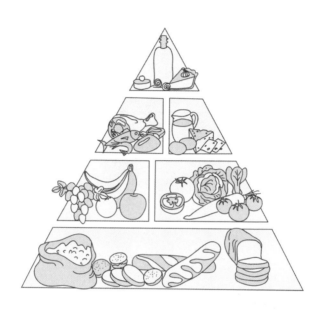

3. 选择适合老年人的运动项目。

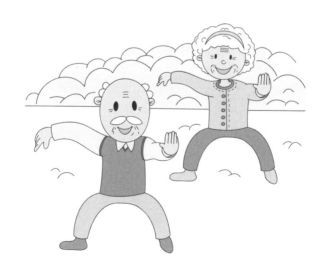

4. 积极预防和控制高血压、高血脂和糖尿病，减缓认知症的发生。

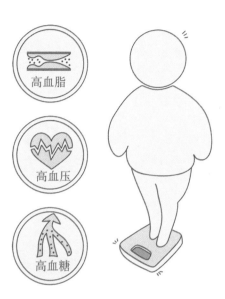

5. 常回家看看，陪伴老年人。

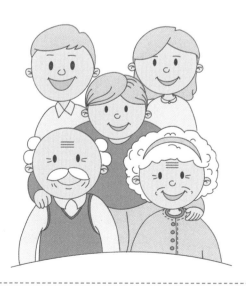

6. 阅读、音乐、绘画、园艺活动可以愉悦身心，缓解焦虑情绪，让老年人生活充满乐趣。

（1）阅读。

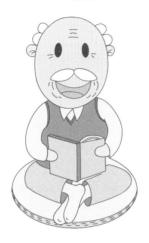

（2）听音乐。

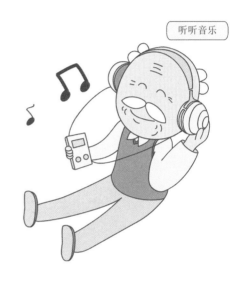

（3）绘画。

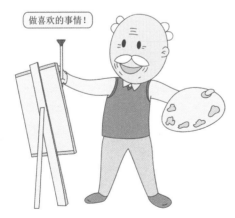

（4）园艺。

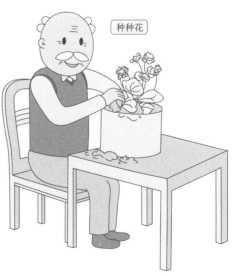

第四章

认知症个案护理

第一节 异食行为应对

所谓异食，就是把不是食物的东西放进嘴里，并当作食物吃进去的行为。纸巾、花盆里的植物、扣子、香烟、洗洁剂、硬币、大便、各种塑料制品等物品都可能被老年人当成食物，甚至在吃药时会连包装一起吞下。虽然不是所有的认知症老年人都会出现这种症状，但是随着认知症症状的进一步恶化，异食现象的出现也会增多。一旦吞咽了危险物品很可能危及老年人的生命安全，因此，值得照护者去特别关注和留意。

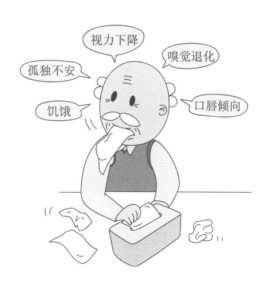

一、异食发生的原因

异食发生的原因有很多，常见的原因有：①认知功能减退：不能区分什么东西可以吃，什么东西不可以吃；②视力减退：无法分辨自己吃的食物是否正确，识别不清眼前的物品，将不是食物的东西放进嘴里；③味觉功能减退：将不是食物的东西放进嘴里，感觉不到味道；④精神行为异常：不友善、冷漠等也可能出现异食。

二、应对措施

1. 不发怒、不斥责、不惊吓。
2. 引导老年人让其自然把口中异物吐出。

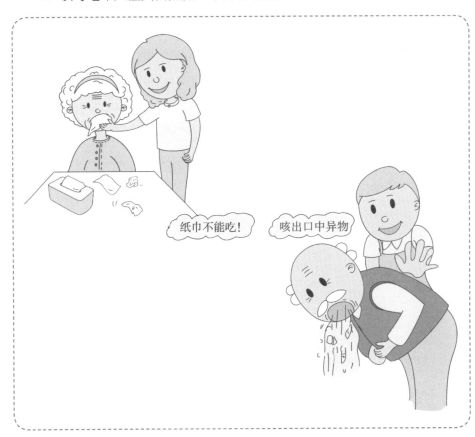

3. 不要试图强行取出老年人口中异物，以免咬伤护理员。

4. 避免老年人将异物误认为食物，提前把物品移开。

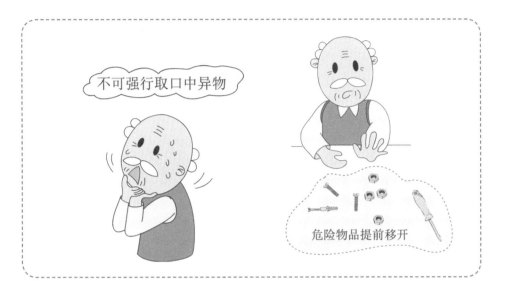

5. 减少空腹感。

6. 多角度探寻老年人异食原因，比如是不是塞牙了，想用牙签。

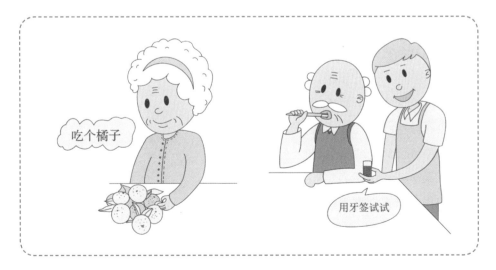

7. 创建安全的环境。

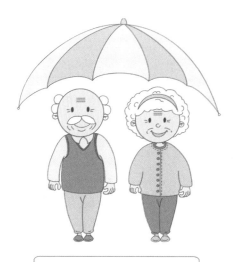

创建安全环境，保护老人健康！

第二节　妄想和猜疑行为应对

妄想是认知症老年人较为常见的一种精神症状，它是一种不真实的，但是老年人却深信不疑的想法，如认定有人偷他东西、认为伴侣有外遇、认为护理员害他等。猜疑是妄想的典型表现形式，老年人对自己猜疑的事情深信不疑。

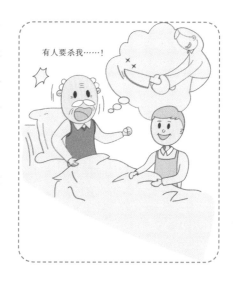

如果老年人发生妄想猜疑，不要轻易否定和老年人据理力争，去责备老年人，这样反倒会激怒老年人。

应对措施：

1. 不要否定。

2. 不要据理力争。

3. 不要责备。

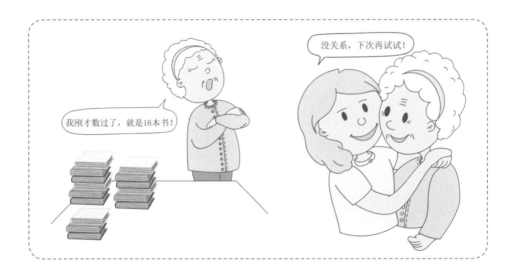

第三节　徘徊与走失应对

认知症老年人常因到处游荡徘徊，发生迷路、走失的现象。认知症老年人的徘徊大多数是有原因、有目的的，往往是因为身体需求、心理需求和环境刺激引起。当然，也有些是因为药物的不良反应引起。因此，护理人员应正确评估老年人徘徊的原因，采取合理的应对措施。

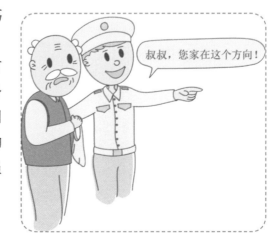

一、身体需求

1. 老年人需要食物、饮水、上厕所或锻炼身体。

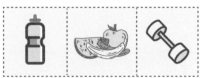

2. 尿失禁、疼痛、便秘等身体的不舒适。

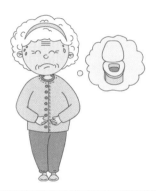

二、心理需求

1. 孤独、无聊、精神压抑。
2. 想去找自己的亲人或朋友。

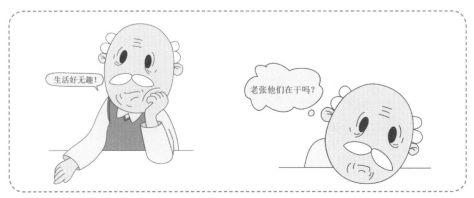

3. 想去工作。

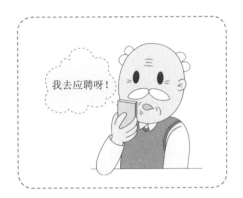

三、环境刺激

1. 环境嘈杂，使老年人感觉迷惑，想逃离。
2. 陌生环境，老年人感到害怕，想回到自己熟悉的地方。

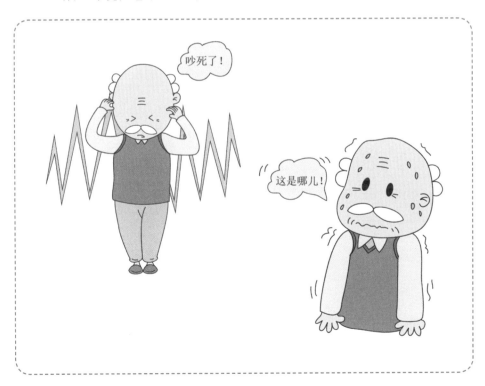

3. 看到某个出口，老年人想出去看看。

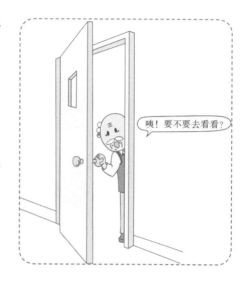

四、徘徊的益处与风险

1. 增加老年人的活动范围，满足老年人的身心需求，增强社交能力、肢体活动能力，改善抑郁情绪。

2. 老年人徘徊存在许多风险因素，如摔倒、走失、迷路等。

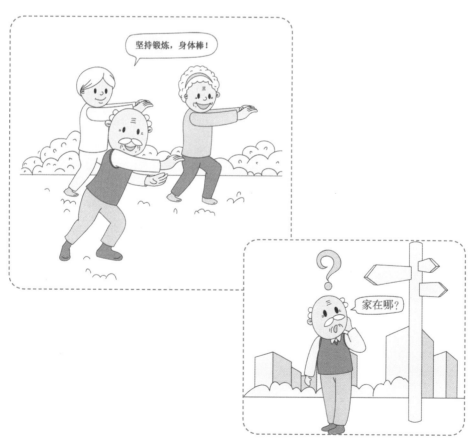

五、徘徊的应对

1. 了解老年人徘徊的原因，鼓励有益的徘徊，如可以引导老年人出去散步、赏花。

2. 满足老年人的生活需求，不要因为老年人找不到水、食物、厕所而发生徘徊。

3. 帮助老年人完成心愿，体贴老年人。

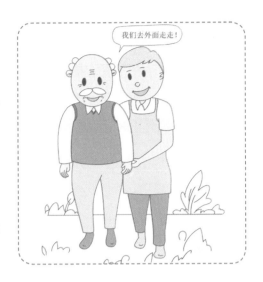

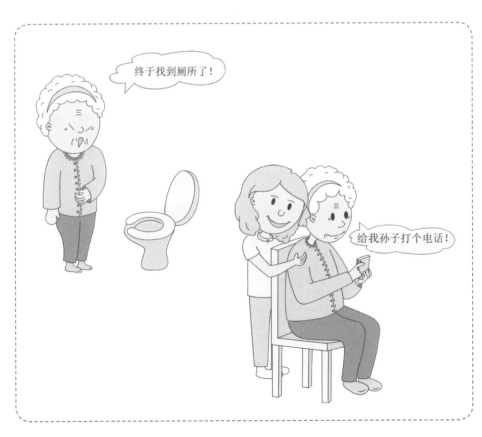

六、防范走失的方法

1. 可以给老年人随身携带身份识别标识，方便走失时好心人能尽快与家人或护理人员取得联系。

2. 老年人外出时随时陪伴。

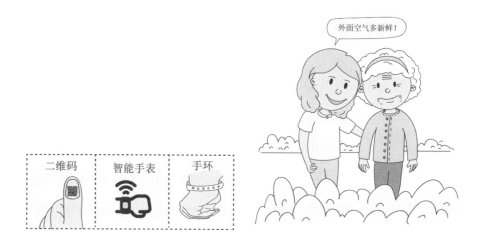

3. 在门上安装报警装置。

当门窗打开超过1厘米时，报警器立即发出110分贝报警声

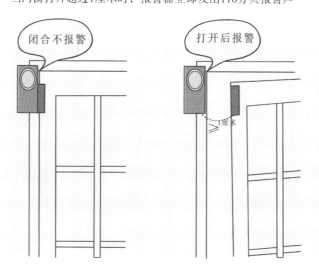

第四节 拒绝洗澡的应对

　　定期洗澡能让认知症老年人保持身体清洁舒适，但是日常生活中我们发现很多认知症老年人不愿意洗澡、不肯配合洗澡，有时还会和照护者发生冲突。因此，照护者应该了解老年人拒绝洗澡的原因，以便采取针对性措施。老年人拒绝洗澡的原因有很多，有老年人自身的原因，也有来自照护者或者环境的影响。

一、老年人拒绝洗澡的自身原因

1. 认知能力衰退，对洗澡词语不理解。
2. 心情不好，不愿意洗澡。
3. 曾经有过不愉快的洗澡经历，如洗浴中摔倒、浴室冷等。

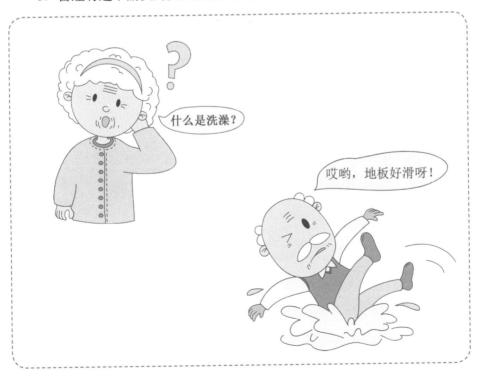

4. 有人在一旁，感觉隐私暴露。

5. 错把护理人员当作攻击自己或者逼迫自己的人，从而抵抗洗澡。

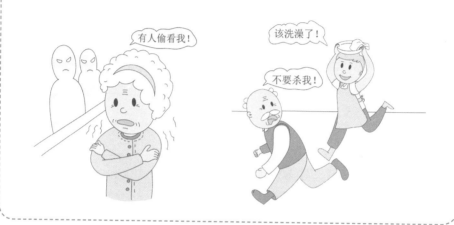

6. 随着年龄增长，体力下降，动作不灵活。

7. 专注于其他事情，如看电视。

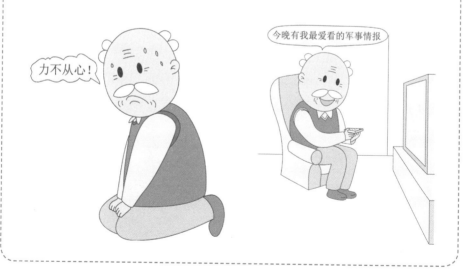

8. 记忆力下降，以为已经洗过了。

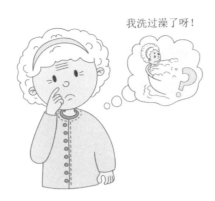

📋 二、老年人拒绝洗澡的护理及环境因素

1. 护理人员没有事先和老年人沟通，强迫老年人洗澡，引起老年人反感。

2. 护理人员急于完成任务，催促甚至斥责老年人，使老年人感到心里不舒服。

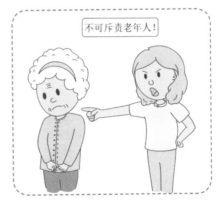

3. 洗澡过程中护理人员不顾及老年人隐私。

4. 浴室环境温度不合适，过冷或过热。镜子反射使老年人产生恐惧感等。

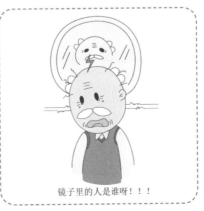

三、应对措施

1. 用老年人理解的语言，事先和老年人沟通，让老年人开心，引导他自然接受洗澡，不要强迫，免得老年人以后拒绝。

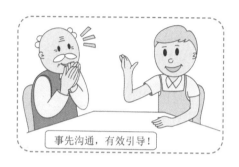

2. 调节浴室温度和水温。

3. 放好防滑垫。

4. 准备好洗澡物品。

5. 尊重老年人的习惯和爱好，如喜欢盆浴还是淋浴，早上还是晚上洗澡。

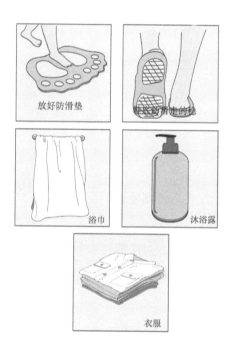

6. 协助老年人洗澡动作要轻柔。

7. 对抗拒心理强的老年人可以换个时间再洗。

8. 留给老年人充足的洗浴时间。

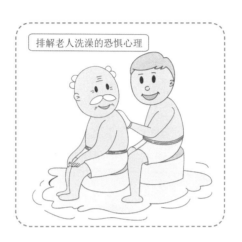

四、注意事项

1. 了解老年人身体状况是否适合洗澡，以免发生意外。

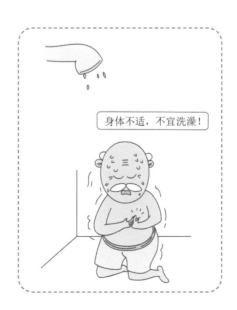

2. 不要不打招呼，强行让老年人洗澡。

3. 洗澡过程中不要催促、斥责老年人，老年人有自己的行动节奏，扰乱这种节奏会引起老年人陷入恐慌状态。

4. 注意老年人隐私保护。

5. 浴室门不要锁，虚掩即可。

6. 洗澡时间不要超过 30 分钟。

7. 饭后 1 ～ 2 小时再洗澡。

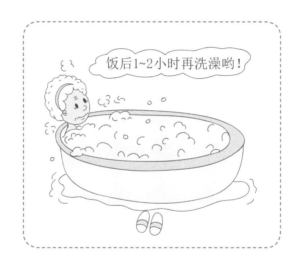

第五节　激越与攻击行为应对

认知症老年人激越是指患病老年人明显表现出的紧张、不安、烦躁和易怒。有的老年人会过度地坐立不安、到处走动；有的老年人会挑剔、争吵或哭喊；有的老年人则会撕扯东西或损坏物品；有时候有的老年人还会出现攻击性。当老年人发生激越与攻击行为时，照护者在积极寻找发生原因的同时，要注意保护老年人和自己的人身安全。

一、发生激越的原因

1. 身体不适 是不是有疼痛、饥饿、口渴、疲劳、皮肤刺激等原因。
2. 环境因素 环境陌生、迷惑。
3. 护理因素 护理员的态度、言行不当。

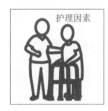

二、激越行为表现

1. 躯体攻击行为 比如打击或推搡。

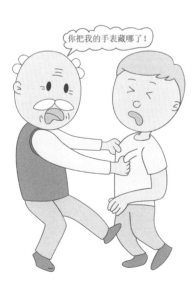

2. 躯体非攻击行为　如反复做同一件事情。

3. 语言攻击行为　如呼喝、辱骂等。

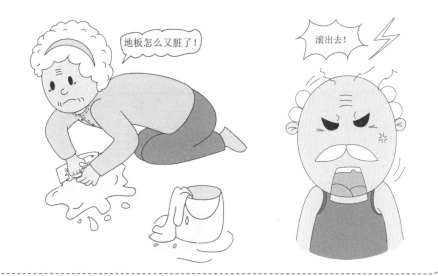

4. 语言非攻击行为　如反复问或说同一件事；持续要求帮助或引人注意。

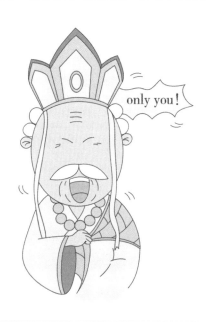

📋 三、应对措施

1. 及时发现老年人身体不适的原因并帮助解决。

2. 改善照护方法和环境。

3. 保持冷静，安抚老年人，使其身心放松。

4. 不要和认知症老年人争执，因为争执不单是无用的，而且是有害的，你要做的是分散注意力或者耐心倾听。

5. 做某件事情之前先沟通。

6. 必要时就医。

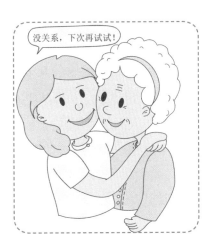

📋 四、注意事项

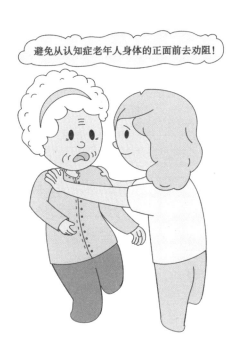

第六节　不洁行为应对

在照护认知症老年人中常常遇到一些与排泄有关的不洁行为，其主要有两种，一种是尿失禁引起的，一种是便失禁引起的。

老年人的这些不洁行为不仅使其自身身体不舒服，也给照护者带来很多负面情绪。

常见表现及应对措施：

1. 有的老年人因为找不到厕所，或者解不开裤带，而随地大小便。

应对方法：厕所标识要明显，使老年人容易找到；夜间厕所不要关灯，把门打开，方便老年人找到厕所。尽量穿方便穿脱的带松紧的裤子。

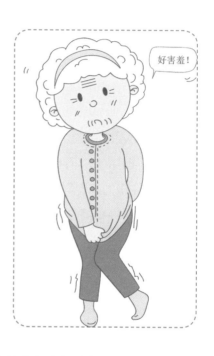

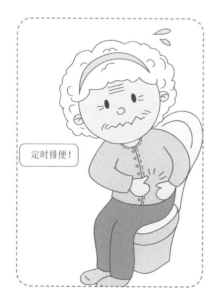

2. 有的老年人把大便弄得到处都是。照护者要耐心寻找原因，看老年人是否该换尿不湿而没有及时换？又或者是大便堵在肛门老年人想自己弄出来？还是粪便弄到手上老年人想自己弄干净？

应对方法：照护者要注意观察老年人的行为，掌握老年人排便规律，调节老年人生活习惯，注意引导老年人及时排便，尽量不要让老年人将大小便排在尿不湿里。一旦浸湿要及时更换尿不湿，保持身体舒适，以免老年人自己用手触摸。

3. 有的老年人不认识大便，会用手去摸，甚至会把大便放在嘴里；有的老年人想自己处理大便，结果又不知道怎么处理，于是有的老年人怕别人看见，就用纸把粪便包裹放在某个地方，这些行为在外人看起来是没有目的的怪异行为。其实，认知症老年人做任何事情都是有目的的。

应对措施：照护者要注意观察老年人排便习惯，引导老年人及时如厕、及时清理排泄物。

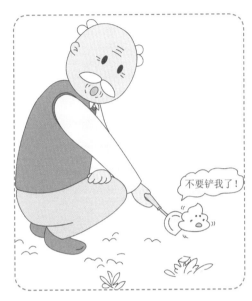

4. 有的老年人不知道马桶的用法，但又想自己处理排泄物。

应对措施：照护者平时应注意及时清洁厕所卫生，防止老年人乱扔厕纸。

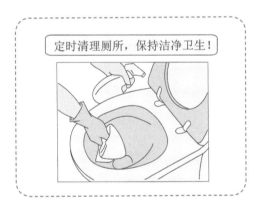

第二部分
送别老年人服务
告别与怀念

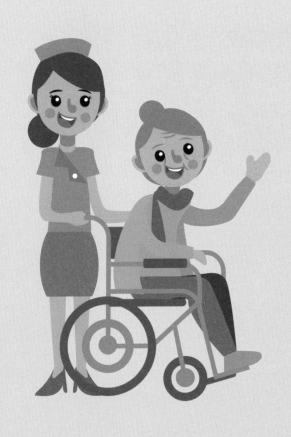

第五章 送 别

第一节 临终前的准备

当亲人进入临终状态，余生以周、天或小时来计算的最后日子里，家属除了为其提供日常生活照护之外，也要开始进行一些临终前的准备，为亲人的身后事从容地做出安排。

一、梳理一生行迹

临终者去世后，一般需要家属发送讣告、举行告别仪式，这就需要对亡者的一生行迹进行总结。家属可从以下几个方面来梳理亡者的一生行迹。

1. 生平信息

（1）出生年、月、日、时：根据当地习俗和家庭习惯，确认阳历或阴历的出生日期。

（2）籍贯：可以了解其出生地和祖籍地。

（3）家庭成员情况：父母、兄弟姐妹、子女的情况，如姓名、年龄、工作和生活情况等。

（4）就学简况：何年何月至何年何月在何地就学，获何种学历。

（5）工作简况：何年何月至何年何月在何处工作，担任何种职务，获得何种成就，有何种专长。

生平信息

2. 影像记录

（1）照片：收集临终者各个时期的代表性照片，分门别类，加以整理，可以制作成电子版或纸质版的纪念册，用于分送亲友和告别式时的展示。

选取临终者本人或家属最为满意的照片，做遗像。

（2）影音：如果临终者有视频或音频资料，家属可以收集并加以整理，剪辑，制作成纪念视频，发送给亲友和告别式时播放。

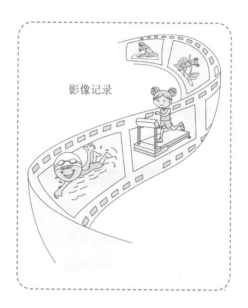

影像记录

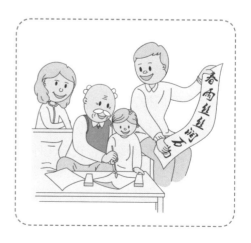

纪念实物

3. 纪念实物

（1）社会荣誉：比如获得的文凭、奖章、奖状、媒体的报道、单位与同事的评价、子女和亲友邻居的感恩等。

（2）个人成就：比如出版的作品、书法和绘画作品、手稿、教师批改学生作业的原稿、发明专利证书等。

（3）有纪念价值的物品：比如临终者曾经使用过的手表、拐杖、衣服、结婚证、亲手编织的毛衣等。

4. 感人事迹

（1）家庭里的奉献：比如临终者一辈子操持家务，夫妻和睦、养儿育女，孝敬老年人的事迹。

（2）工作中的贡献：比如临终者勤奋工作、任劳任怨、刻苦钻研的事迹。

（3）平凡而伟大的人格：比如和睦邻里、乐善好施、心地善良等方面的具体故事。

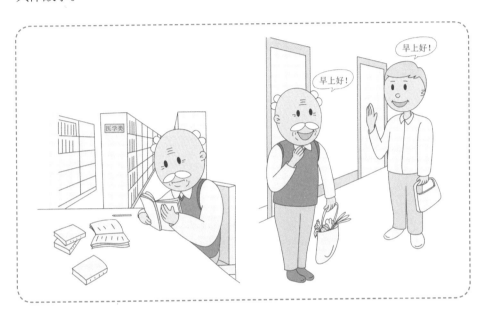

🗒 二、遗嘱和身后事安排

临终者已经订立遗嘱，家属则可找出来；临终者未立遗嘱，若头脑清醒、尚能言语，则可以询问其身后一些重要事项的安排意见，家属遵照执行。

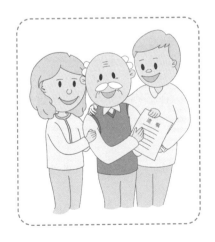

1. 家庭财产和债务的安排

临终者若有遗嘱或事先的安排，家属应遵从其安排；若没有遗嘱或事先安排，子女家人之间务必保持和睦，妥善解决，不影响临终者的情绪和临终状态，确保其善终。

2. 生前预嘱

临终者通过遗嘱或事先的意思表示，表达自己是否接受临终抢救、创伤性治疗、插管维生等措施。临终者若无安排，家属应以患者善终为考量，助其无痛苦、平安善终。

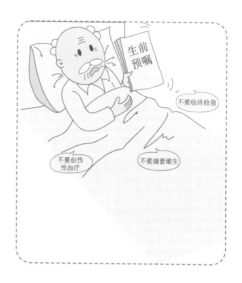

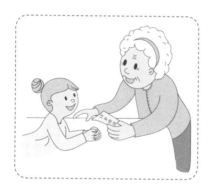

3. 对自己丧葬事宜的安排

比如埋葬何处、丧事办理、亲友通知、告别仪式的细节等。

4. 对子女后代和家人的教导、祝福和期望。

🧑‍🦽 第二节　在爱与陪伴中告别

在临终者生命最后的日子里，家属和亲友除了提供日常舒适照护、寻医问药、后事准备之外，还可以做些什么呢？

📋 一、营造一个安静温馨的环境

营造一个安静温馨的环境，有助于临终者减少痛苦和恐惧，在平静安然甚至喜悦祥和的状态中走完人生最后的路程。如果临终者有其他特定要求，那么有必要予以满足。

临终是人的一生至为重要的时刻。临终时的生命状态不但决定了一个人的死亡质量，临终者得到善终，不仅有利于临终者本人，也有利于家人和亲友。

中国人历来重视死亡，亡者的一生行迹和功名成就可以让人永久铭记，也可以从子女亲属的行为和表现中看到家庭的兴衰臧否。

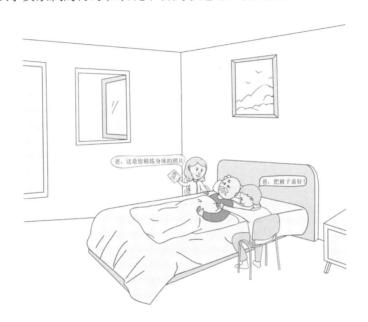

二、陪伴

当生命进入临终之际，可能所有的医药已经无济于事，美味佳肴也已经毫无意义，那么，唯有家属和亲友的陪伴是人生最后的温暖和慰藉。所以，临终时刻，家属亲友的陪伴非常重要。即使在临终者去世之后的一段时间，家属亲友的陪伴依然是必要的。

三、四道人生

临终者与家属之间可以相互进行四道人生。

临终者的听力是最后丧失的。家属可以不断地在临终者的耳边进行四道人生：道歉、道谢、道爱、道别。

　　家属和亲友可以不断地回顾和赞叹临终者一生的作为、事迹和高尚德行，告诉他使命完成，今生圆满，家人平安，了无牵挂，可以安心地走。

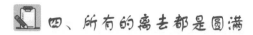

四、所有的离去都是圆满

　　家属和亲友是否陪伴在侧，当人的使命完成的时候，所有的生命都会以他的方式谢幕。相信离去的人会充满对这个世界的感恩和祝福的，我们活着的人也要充满祝福和感恩，了无遗憾。正所谓生者莘莘，斯人已矣，从此生死两茫茫。

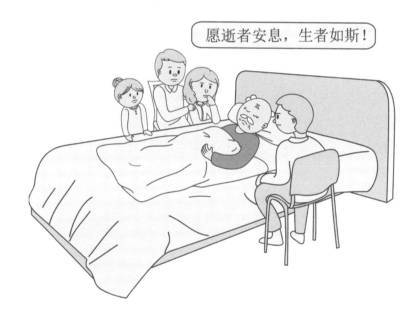

愿逝者安息，生者如斯！

第六章　身后事的处理

第六章

第一节　死亡确认

临终者去世后，家属可以通过一些简便的方法确认临终者已经死亡，以便确定死亡时间。

一、由医生做生命征象评估

在医院或家中，由医生到达现场后，用专业的生命征象评估以确认是否死亡，是最好的方法。

医生做生命征象评估

观察法：瞳孔散大、固定：这可以作为判断死亡的一个重要检验内容。具体来讲，瞳孔散大就是瞳孔直径大于5mm以上，用手电筒等强光照射眼睛，瞳孔大小不会发生改变。

心跳和脉搏停止，颈动脉搏动也停止：家属可以通过测脉搏和听心跳的方式，来判断死亡。

仪器检查：做心电图，检测结果为直线时，确定死亡。

📋 二、家属进行死亡确认的简易方法

1. 呼吸停止

吐出最后一口气后不再呼吸。可以使用很轻的物体，如棉絮、丝线、轻薄的卫生纸等置于亡者鼻孔前面，观察有无动静；或者使用镜子，置于亡者鼻孔前，观察镜面是否有哈气的现象。

2. 其他的参考因素

眼皮放松且微微地张开；下巴放松，嘴巴微张；刚去世时，感觉其身体还有温度，过一段时间身体开始逐渐变冷。

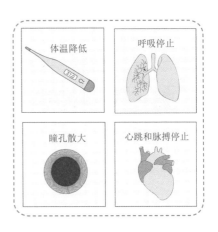

🧑‍🦽 第二节　遗体照护

📋 一、遗体照护的原则

1. 视死如生

家属或专业人员在进行遗体照护时，要把死者的身体视为活人对待，充分尊重亡者的尊严。在进行遗体护理的操作时，每一个步骤，都可以用语言表达，告诉他，下一步要做什么了。比如，下面我们要拔除身上的管子了，你的身体都已经好了，再也没有痛苦了，我们要开始给你换干净的衣服了。

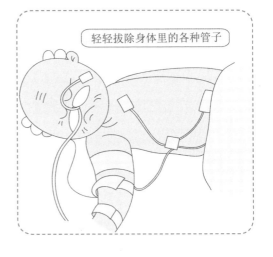

2. 家属参与

一般情况下，可以由家属或家属请殡仪公司的专业人员进行遗体照护。但最好能让家属参与遗体护理的过程，给家属最后一次亲自照护离世亲人的机会。

在很多地方的民间习俗当中，家属必须参与遗体照护的过程，比如女性家属可以为亡者准备擦洗身体的热水，小孩子可以递送毛巾、鞋袜等物品，尽量让每一个直系亲属都有为亡者最后做事的机会。

家属参与遗体照护，可以让自己在为离世亲人的服务中减轻哀伤的情绪。

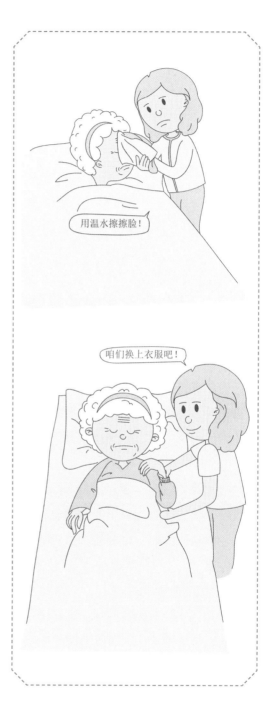

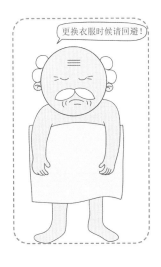

更换衣服时候请回避！

3. 保护隐私

专业的、熟练的入殓师，在给亡者擦洗、换衣服的过程中，会通过毛巾遮盖、自己身体的遮挡、给亡者尸体的翻身摆位、脱衣穿衣的顺序等技巧，保护亡者尸体的隐私部位不被暴露。当给亡者擦洗下身和更换内裤时，可以让年轻的和晚辈的异性家属暂时回避。

二、遗体照护的具体操作

1. 拔除身上的管子

家属先要把亡者身上的各种管子拔除，如鼻胃管、导尿管、留置针头等。拔除管子时，要小心谨慎，轻轻拔除遗留在身体里的各种管子。如果遗体身上有明显的伤口，可以用纱布等敷料覆盖包扎。

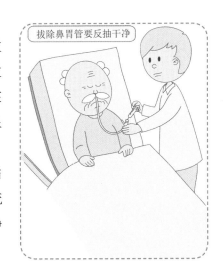

拔除鼻胃管要反抽干净

拔除鼻胃管时，要先反抽干净，然后再拔除，防止食管和胃里的残留食物反流出来。拔除尿管时，也要先把尿液放干净再行拔除。

2. 擦洗遗体

使用温水轻轻擦拭遗体。要把遗体身上的血迹、污渍等擦洗干净。如果亡者罹患传染性疾病，可以在温水中加消毒液。有些地方根据当地的风俗，会使用松柏树枝或艾叶煮水来擦洗遗体。

擦洗遗体时，依然遵循从上到下、从前往后的顺序，用干净的湿毛巾从头发、脸、上肢、胸、腹到下肢，然后是背、臀，依次擦拭干净。

擦洗遗体并不一定需要全身都过水清洗，只需要用温热的毛巾轻轻擦过即可。除了清洗遗体上明显的污垢，擦洗遗体是一个仪式感很强的遗体照护过程。

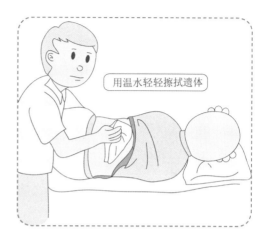

用温水轻轻擦拭遗体

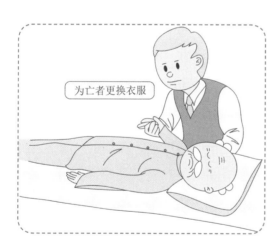

为亡者更换衣服

3. 更换衣服

更换衣服往往跟擦洗身体同时进行，擦洗完一侧的身体，就把这一侧的衣服穿上，然后再擦洗另一侧的身体。这样可以防止遗体大面积的暴露在外，有利于保护亡者隐私。

一般情况下，尸体会变得僵硬、关节无法弯曲，其实这样也不会影响脱衣和穿衣的操作。如果有必要，可以用热毛巾敷热手肘等关节，使之变软。

穿衣服时，不论是外衣还是内衣，都要整理顺当，尤其是遗体的背部，要避免出现拉扯和褶皱。

要根据遗体不同的状态，采取不同的穿衣方式。

4. 遗容整理

（1）梳理头发：为亡者梳理头发，女性长发可以盘发或扎成辫子，男性若头发过长和凌乱，可以剪短，然后梳理成型。根据亡者生前的愿望或家属的意见，视情况可以戴帽子。

为亡者整理遗容

（2）闭合眼睛：如果亡者的眼睛没有闭合好，可以用手掌从上往下轻压眼皮，促使其闭合；或者涂抹透明的眼药膏或凡士林，让眼皮黏合；或者用透明或皮肤色的胶带贴住眼皮。

（3）闭合嘴巴：如果亡者嘴巴没有闭合好，可以用手掌轻轻按摩遗体脸颊，把枕头垫高，让遗体的头部前倾，然后用小毛巾卷成柱状，垫在遗体的下颌，使亡者的嘴巴可以顺利闭合。

有义齿的，则需要为其装上义齿。

（4）化妆：如果家属有需要，可以为亡者化淡妆。

（5）摆位：可以将双手置于遗体两侧，或者将双手置于遗体腹部交握。不要把遗体的手脚捆绑起来。如果摆位困难，可以先热敷软化关节。对于临终前身体因病严重蜷曲变形的，则顺其自然就好。

（6）盖被：将往生被盖至胸前。

5. 遗物清理

离家送往殡仪馆或火化前，家属要将遗体身上的贵重饰物取下，如金银类的耳环、金银玉石类的项链、手镯、戒指等。

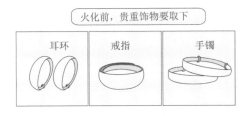

火化前，贵重饰物要取下

| 耳环 | 戒指 | 手镯 |

🧑‍🦽 第三节 离世后的手续办理

在病患离世后，家属一般需要办理死亡证明书、联系殡仪馆安排告别与火化事宜、选择墓地安葬或其他安葬方式，不同的地方可能具体的手续办理过程和要求会略有不同，但一般都大致情况如下：

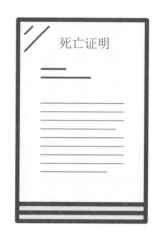

当病患在医院去世，由医院开具死亡证明书，联系殡仪馆，由殡仪馆派车接走存放、在殡仪馆进行遗体护理和告别、火化和安葬。

当病患在家里去世后，需要由家属或委托亲友办理死亡证明书。

开具死亡证明书的途径：

1. 由所在居委会（村委会）开具居家死亡证明，持此证明，前往社区卫生服务中心（农村地区一般是乡镇卫生院或其他指定的机构）出具正式的死亡证明书。注意要带齐相关证件和就诊病历等材料。

建议事先联系居委会和社区卫生服务中心，咨询开具死亡证明书的流程和所需材料。

2. 如果事先联系了解到社区不能开具死亡证明，则可以在即将去世前呼叫救护车，告知对方患者处于病危状态，救护车将病患送往附近医院，在医院离世并由医生证实死亡后出具死亡证明书。注意要带齐相关证件和就诊病历等材料。当然，这样一种方式可能会违背病患想在家中离世的愿望。而在家中离世是很多病患的愿望，还是要争取创造条件尽量予以满足。

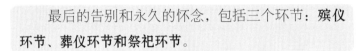

第七章 最后的告别和永久的怀念

最后的告别和永久的怀念，包括三个环节：**殡仪环节、葬仪环节和祭祀环节。**

殡仪以虔诚的态度为逝者服务，让逝者安息、生者慰藉。

葬仪对于亡者和生者都是非常必要的，具有特殊的价值和意义，主要体现在：一是回顾和总结亡者一生的历程和作为，让家属和亲友看到人生的不易，也看到生命的价值和意义，表达哀思，启示后人；二是让家属和亲友拥有最后表达感恩的机会，通过庄重的仪式，让家属将内心对亡者的情感和感恩呈现出来，寄托哀思，永铭不忘；三是为家属和亲族挚友提供团聚共事、亲密相处、相互理解、扶持鼓励的机会；四是有助于缓解和疏泄丧亲之痛，抚慰哀伤，平复情绪，让恸失亲人的家属能尽快走过哀伤期，恢复正常的生活秩序和心灵状态。

祭祀是一种孝道文化的体现，也是对祖先的敬畏和怀念。

参考文献

［1］洪立，王华丽.老年期痴呆专业照护［M］.北京：北京大学出版社，2014.

［2］卢先.老年居家照护员实务培训［M］.北京：中国社会出版社，2014.

［3］洪立，王华丽.家庭痴呆照护教练书［M］.北京：北京大学医学出版社，2014.

［4］比安卡.斯特恩，尼拉.里滕贝格（加拿大）.李延峰，王洪权，主译.失智症照护指南（写给亲友的信息和策略）［M］.北京：中国协和医科大学出版社，2020.

［5］陈鹏，金振燕，黄陈程，等.住院认知障碍患者激越行为应对策略的民族志研究［J］.医药高职教育与现代护理，2021，2（4）：131-135.

［6］王志稳，肖顺贞，刘宇，等.社区痴呆患者激越行为应对策略的调查分析［J］.中国实用护理杂志，2004，3（20）：63-64.

下肢肌力保健操
（国作登字 -2016-v-00246484）

　　随着年龄增长，60 岁以上的老年人，平均每 10 年肌肉力量下降 12% ~ 14%，老年人下肢肌力最高损失可达 40% ~ 50%。老年人下肢肌力下降，不仅严重威胁到老年人独立行走、如厕、上下楼梯等日常生活活动，而且易使老年人产生自卑感、无用感，减少老年人的社会交往机会，加重老年人的孤独感等心理负性情绪，降低老年人的生活质量。

　　关注到此问题后，田素斋博士带领的团队在查阅国内外大量文献的基础之上，在康复专家、运动医学专家的指导下，设计出一套专门针对老年人锻炼下肢肌肉力量训练的保健操，并且完成了硕士学位论文。现已成功申请国家版权保护，作品登记号为：国作登字 -2016-v-00246484。

　　下肢肌力保健操共包括：坐姿提踵、坐姿伸腿、站姿提踵、站姿勾脚、站姿勾腿、屈膝微蹲 6 个动作。充分锻炼到老年人的小腿腓肠肌、比目鱼肌、股二头肌、股四头肌等下肢主要肌群，对增强老年人的下肢肌力有积极意义。

　　下面具体介绍下肢肌力保健操的每一个动作，阅读本书的时候，您可以跟我一起做。

🗒 一、坐姿提踵

坐在椅子上，抬头挺胸，双手平放于大腿根部。双脚并拢，前脚掌站立在平地上，然后提起脚后跟，重复 10 次。提起脚跟时应感到小腿肌肉群充分绷紧，停顿 3 ~ 5 秒后再缓慢落至地面。通过本节动作，重点锻炼腓肠肌、比目鱼肌等小腿主要肌群。

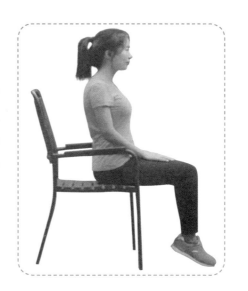

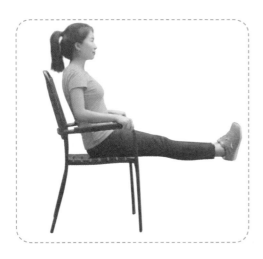

🗒 二、坐姿伸腿

坐在椅子前缘，抬头挺胸，双脚自然下垂，双手扶于座椅边缘，身子可向后倾斜 10° 左右，抬高伸直小腿，与地面大致平行后停留 3 ~ 5 秒后，再缓慢放下小腿，整个过程大腿尽量紧贴在椅面上。通过本节动作，重点锻炼股四头肌等大腿主要肌群。

三、站姿提踵

取站立位，抬头挺胸，手扶椅背，双脚并拢，前脚掌站立在平地上，然后提起脚后跟，重复 10 次。起脚跟时，应感到小腿肌肉群充分绷紧，停顿 3～5 秒后再缓慢落至地面。通过本节动作，重点锻炼到腓肠肌、比目鱼肌等小腿肌群。

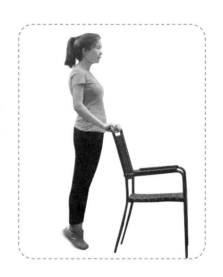

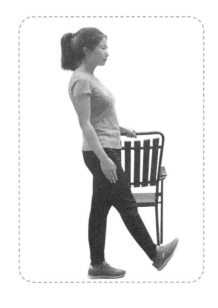

四、站姿勾脚

取站立位，抬头挺胸，手扶椅背，双脚并拢；然后单腿站立，另一侧脚尖尽量向身体内侧回收，将脚尖勾至最大处后停留 3～5 秒后回放，重复 10 次。然后换另一侧腿站立，重复 10 次上述动作。勾脚的过程中，要求上体尽量挺直不动，膝盖不要弯曲。通过本节动作，重点锻炼胫前肌等踝背屈肌群。

📋 五、站姿勾腿

取站立位，抬头挺胸，手扶椅背，双脚并拢；然后单腿站立，另一侧小腿向后尽量靠近臀部，停留 3 ~ 5 秒，完成屈膝的动作，重复 10 次；然后换另一侧腿站立，重复 10 次上述动作。整个练习过程中，勾小腿的同时大腿必须保持和地面垂直。通过本节动作，重点锻炼大腿后侧的股二头肌、半腱肌、半膜肌等腘绳肌群。

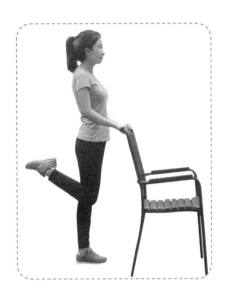

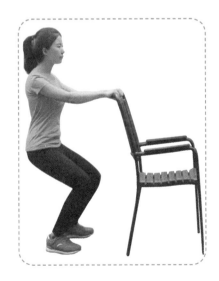

📋 六、屈膝微蹲

取站立位，抬头挺胸，手扶椅背，双脚分开与肩同宽，脚尖向前，双腿缓慢下蹲直到小腿有酸胀感为止，停留 3 ~ 5 秒后缓慢起身，重复 10 次。要求膝关节不要超过脚尖，腿后夹角为 135° 左右。通过本节动作，重点锻炼臀大肌、股四头肌、腓肠肌等肌群。

步态平衡操

（国作登字 -2017-I-00397410）

　　跌倒除了导致老年人不同程度残疾，严重威胁着老年人的身心健康、日常活动及独立生活能力，加重照护者和家庭的精神、经济负担，造成医疗资源支出增多。针对以上问题，我们研究出了一套步态平衡保健操。步态平衡操主要是针对老年人锻炼身体平衡性的运动操，简单易行，无须道具；适合高龄老年朋友和平衡功能障碍的老年朋友。

　　该步态平衡操的编制是在查阅大量文献的基础之上，由康复专家、运动医学专家、老年专家的指导下，参考国内外文献基础上，设计而成，并且完成了硕士学位论文。现已成功申请国家版权保护，作品登记号为：国作登字 -2017-I-00397410。

　　步态平衡操分：预备运动、睁闭眼站立、重心转移、转体运动、屈膝微蹲、侧方起步、提踵运动、整理运动八节。

　　下面具体介绍步态平衡操的每一个动作，阅读本书的时候，您可以跟我一起做。

📋 一、预备运动

首先立正姿势站立，双脚并拢，双臂自然下垂，抬头挺胸，调整呼吸，放松身心，平衡体态，深呼吸 3 次。

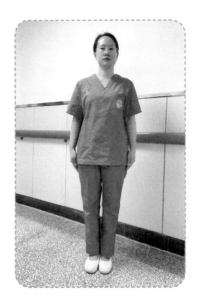

📋 二、睁眼闭眼站立

睁眼：左脚向左迈一步，双脚与肩同宽，双臂向前平举伸直，手心向下，与肩同高，保持 10 秒，然后双臂放下，左脚收回。

闭眼：重复做一次。

睁眼：右脚向右迈一步，双脚与肩同宽，双臂外展伸直，手心向下，与肩同高，保持 10 秒，然后双臂放下，右脚收回。

闭眼：重复做一次。

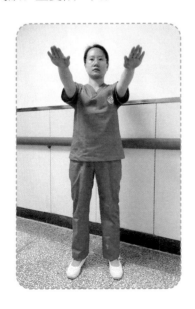
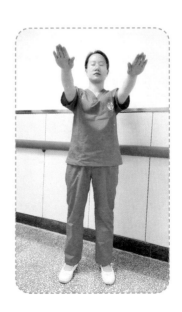

三、重心转移

（1）重心前后转移

立正姿势，左脚向前迈一步，重心转移到左脚，双手扶左膝，向前屈膝弓步——伸膝，4 次，身体直立，重心转移到右脚，左脚收回；反方向重复一遍。

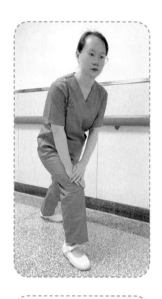

（2）重心左右转移

立正姿势，左脚向左迈一步，双手扶左膝，向左屈膝弓步——伸膝，4 次为 1*8 拍，身体直立；反方向重复一遍。

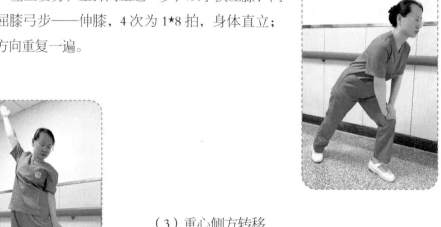

（3）重心侧方转移

立正姿势，左脚向左前迈一步，重心转移到左脚，左手向左上方高举，右手向右下后指，头随着右手转向右后，保持 10 秒，双手放下，重心转移到右脚，左脚收回；反方向重复一遍。

📋 四、转体运动

立正姿势，左脚向左迈一步，双臂伸直外展，向左转身摆臂，左臂保持伸直，右臂屈曲，保持10秒，身体转回正前方；反方向重复一遍。

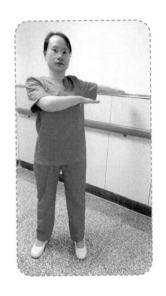

📋 五、屈膝微蹲

立正姿势，左脚向左迈一步，与肩同宽，同时双手上举过头，抬头看天，保持5秒，然后合拢双脚，慢慢弯腰，双手触膝，同时屈膝低头，保持5秒，缓缓起身直立；反方向重复一遍。

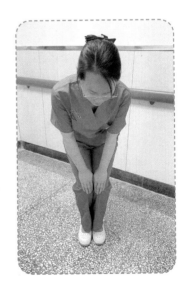

六、侧方起步

立正姿势，双手叉腰，左脚向左迈步，右脚从前绕过左脚向左迈步与左脚交叉，左脚向左迈步，右脚再从前绕过左脚向左迈步，左脚向左迈步，右脚收回；反方向重复做一遍。

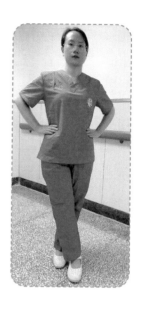

七、站位提踵

左脚向左迈一步，与肩同宽，双臂伸直外展，站立提踵一放下，4次为1*8拍；反方向重复一遍。

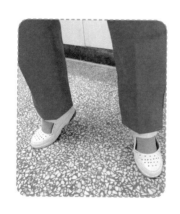

八、整理运动

立正姿势，双手自然下垂，开始原地踏步，同时双手从腹前交叉由下向上画大圆，双手画一圈，双脚各踏4步为1*8拍；重复一遍。

坚持长期锻炼，不但可以提高老年人的核心肌力，还可以提高静态和动态平衡调整能力，预防跌倒。

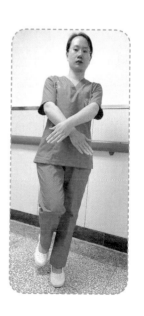

老年抚触保健操

（国作登字 -2017-I-00360501）

我国 60 岁以上老年人认知症发生率为 10.12%，80 岁以上为 22.43%，其中认知症老年人伴发睡眠障碍的比例为 60%。睡眠障碍对个体认知、身体功能有明显影响，睡眠剥夺可降低大脑活性；睡眠状况可反映患者认知状况，睡眠剥夺可直接加速患者行为认知能力下降，影响个体心理压力、抑郁程度、增加照护者负担，降低双方生活质量，也是导致患者早期住院的主要危险因素。

抚触，又称轻柔抚摸或支持性抚摸，是指在科学指导下，抚触者使用小肌群对机体全身或局部，进行有序、温和的移动。

我们团队在查阅国内外大量文献的基础之上，经多名康复医学专家、老年医学专家、神经内科专家、老年护理专家、多次探讨、论证后完成该老年抚触保健操参数修订，并且完成了硕士学位论文。现已成功申请国家版权保护，作品登记号为：国作登字 -2017-I-00360501。

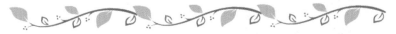

老年抚触保健操包括背部（七节）和手部（十节）两部分，共计十七节。

下面具体介绍老年抚触保健操每一个动作，阅读本书时候，您可以跟我一起做。

📋 一、准备部分

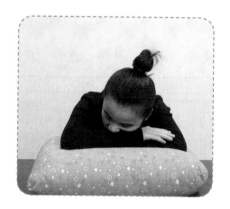

物品准备：有靠背的椅子，或桌椅一套，抱枕一个；大毛巾一个；抚触油（老年人皮肤松弛、干燥，为增加抚触舒适度，选择某品牌主要成分为矿油的非芳香类舒眠润肤油）。

环境准备：安静、舒适，光线温和，温度通过空调控制在 24 ～ 26℃。

体位准备：接受抚触者（演示者）坐在桌子前面，身体前面用抱枕支撑，身体自然前倾俯于桌上，保持舒适姿势；或根据接受抚触者意愿，选择横躺或者俯卧姿势进行。此时抚触者应靠近接受抚触者（或老年人），需注意考虑抚触者姿势舒适，并防止跌落。

抚触前说明：充分向接受抚触者（或老年人）介绍抚触身心保健操的过程、时间、配合要点，在保证老年人舒适体位的前提下完成。

注意：抚触过程中保持双手不可同时离开接受抚触者（或老年人），且不施加任何压力。

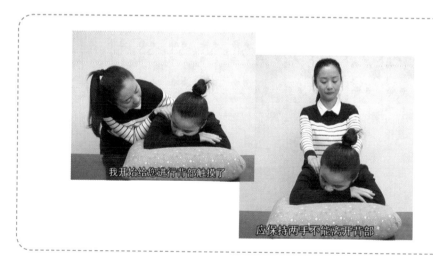

我开始给您进行背部触摸了

应保持两手不能离开背部

二、动作部分

第一部分 背部（10 分钟）

预备：双手抚肩。抚触者手指呈自然合拢式，分别放于接受抚触者（演示者或老年人）两侧肩部，指尖向前至锁骨处，静置 10 秒。

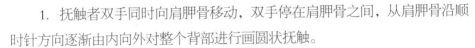
触摸者双手放于接受触摸者

功效：温暖双肩，取得信任。

第一节

1. 抚触者双手同时向肩胛骨移动，双手停在肩胛骨之间，从肩胛骨沿顺时针方向逐渐由内向外对整个背部进行画圆状抚触。

2. 共画 5 圈，其中最外面的一圈为：颈后→右肩→右侧腹→右髂骨→低腰位置→左髂骨（确保完全覆盖）→左侧腹→左肩；最外侧一圈要进行 3 次；双手回到左右肩膀。

注意：手掌应与背部完全贴合，两侧抚触者的指尖不应超过腋中线，避免接受抚触者（演示者或老年人）不适。双手同时从两侧肩部沿肩胛骨向下移动（先垂直向下方，至肩胛中部改为横向）会合于脊柱；双手以汇合点为中心，沿顺时针方向抚触背部。

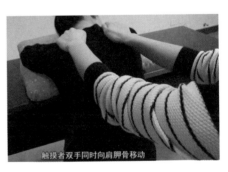
触摸者双手同时向肩胛骨移动

功效：温暖、放松背部；测量背部上下、左右边缘。

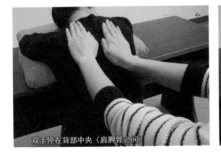
双手停在背部中央（肩胛骨之间）

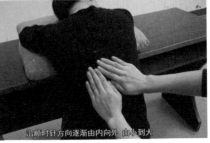
沿顺时针方向逐渐由内向外 由小到大

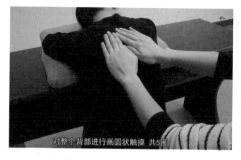
对整个背部进行画圆状触摸 共5圈

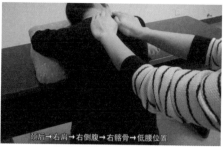
颈后→右肩→右侧腹→右髂骨→低腰位置

第二节

1. 双手同时向肩胛骨移动，聚合后双手横向沿脊柱向下移动至背中。

2. 位于下方的手沿着脊柱慢慢向下移动到低腰中央位置，停止；位于上方的另一只手也向下移动到另一只手的旁边。

3. 位于下方的手不动，上方的手回到肩胛骨之间，再次向下移动。

按照此要领，交替左右手的位置，以背中为起点向后背的最外侧轮廓呈放射状移动，像放射线一样画完时钟一圈后，双手停在低腰位置的中央。

注意：应从时钟的 6 点钟的方向开始。

功效：温暖、放松背部。

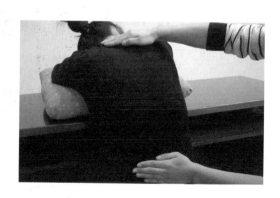

第三节

1. 双手横向转为指尖向上，一起沿着脊柱向脖颈方向移动。

2. 到了脖颈处，双手分别向各自的方向分开，边抚触锁骨边移动到肩膀，握住肩膀。

3. 找到后背最宽的范围，从肩膀到身体的两侧抚触，手包围左右髂骨，双手停在低腰中央位置。

以此作为1组，一共进行3组，完成后，回起始位。

功效：温暖、放松背部；测量背部宽度。

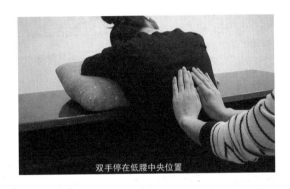

双手停在低腰中央位置

第四节

双手放于低腰中央位置，双手分别向各自方向打开，在整个后背部像画圆一样，自下而上环环相扣抚触。

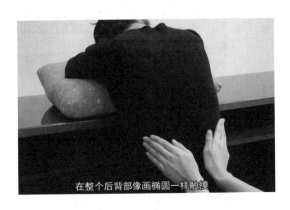

在整个后背部像画椭圆一样触摸

注意：手指不要分开；避免遗漏；应从低腰位置向脖子进行，到了脖颈后，重复5次"锁骨→握住肩膀→回到脖颈后面"后，双手放在左右肩膀上，静置2秒（像两片叶子，画小的心形，锁骨→肩膀→脖子后面，停留两秒）。

功效：温暖、放松背部。

第五节

双手一起沿着"右肩侧→脖颈后→左肩侧→脖颈后→右肩侧"的顺序接触抚触，沿着"右髂骨→低腰位置→左髂骨"的顺序，回到低腰位置中央，停留两秒。

注意：重复 6 次，手要保持竖向。

功效：温暖、放松背部；测量背部宽度。

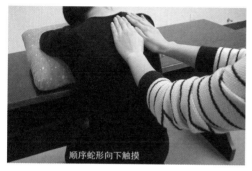
顺序蛇形向下触摸

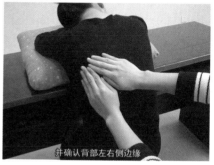
并确认背部左右侧边缘

第六节

1. 双手并列横放在一起，位于下方的手放在低腰位置不动，位于上方的手横向向脖颈移动并停于脖颈处。

2. 手横放着像画线一样沿着脊柱下降，与放于腰部的手交换。

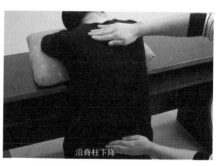
沿脊柱下降

3. 放开的手放到肩膀处，握住肩膀，沿着身体外侧画线，经由髂骨移动到另一只手处，与另一只手交换位置。

4. 另一只手同法，并经由髂骨返回到低腰中央位。

功效：温暖、放松背部；测量背部宽度。

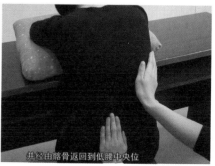
并经由髂骨返回到低腰中央位

第七节

同第一节。

配合接受抚触者（演示者或老年人）视线高度，告知抚触结束，手慢慢离开其肩部。

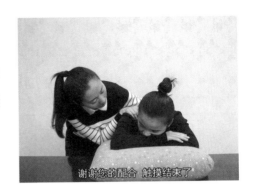

谢谢您的配合 触摸结束了

第二部分 手部（每只手约10分钟）

预备：将大毛巾平铺于桌面或膝盖，接受抚触者（演示者或老年人）双手手掌向下平放于毛巾上；抚触者依次向内、向上折叠毛巾将手包裹。静抚10秒，告知对方开始抚触。解开将要抚触手的毛巾。手掌向上，放到接受抚触者（演示者或老年人）的手背上，掌部全部蘸取精油。

注意：抚触过程中不应使接受抚触者感觉压力，平稳地进行。

功效：温暖、放松双手，增加双方信任。

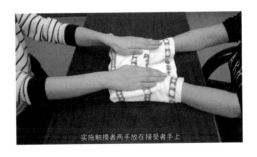

实施触摸者两手放在接受者手上

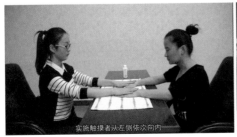

实施触摸者从左侧依次向内

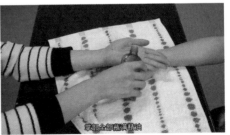

掌部全部蘸满精油

第一节

1. 一只手放到接受抚触者（演示者或老年人）的手腕下，另一只手横向放到接受抚触者（演示者或老年人）手腕上，双手紧贴对方的手，同时向对方手指方向移动。

2. 到指尖后，用手背一侧的手轻轻捏住接受抚触者（演示者或老年人）的指尖，位于下侧的手沿着指尖方向从接受抚触者（演示者或老年人）的手下直接滑出。

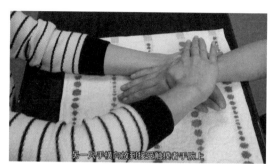

另一只手横向放到接受抚摸者手腕上

注意：以上为 1 组，一共进行 3 组。

功效：温暖、放松整个手部；感知手掌厚度。

第二节

1. 双手从两侧包住接受抚触者（演示者或老年人）的手，双手的大拇指放在对方的手背侧的手腕中央，左右手大拇指仿佛向手外侧滑动一样移动，到手背和手掌的界限处停止，沿着手腕侧面、中央、手指侧面的顺序，分 3 次抚触整个手背。

2. 接触指侧的手背时，一只手的大拇指在小指侧的手背和手掌的交界处，另一只手的大拇指在对方手的大拇指与示指之间。

功效：温暖、放松手背。

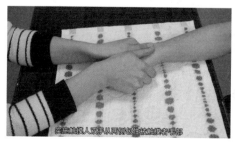

实施抚摸人双手从两侧包住被抚摸者手部

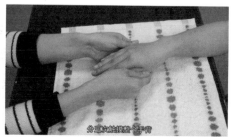

分三次抚摸整个手背

第三节

1. 用大拇指和中指（或者示指），夹在手背的骨头与骨头之间（大拇指在手背侧，中指在手掌侧），使指腹贴合，从手腕侧开始向手指一侧，在骨头和骨头之间像稍微拉伸的感觉一样移动。

2. 大拇指和中指到了指骨间后，用抚触者大拇指第一关节的侧面轻按指骨间 2 秒。以同样的手法于同一处按 3 次，在所有 4 个指骨间都进行。

功效：放松手部筋骨。

第四节

1. 用大拇指和其他手指夹住完成捋筋一侧的指骨，从指骨根部向指尖沿着手指侧面慢慢画圆接触。

2. 到指尖处后，以大拇指的指腹轻轻按压接受抚触者（演示者或老年人）指尖 2 秒。

3. 继续，同一根手指的上下面也从手指的根部向指尖，画圆接触；到指尖后，将接触过的手指呈包围状轻握，慢慢向旁边的手指移动。用此手法对全部 5 根手指进行抚触。

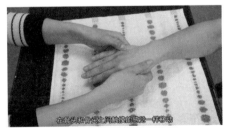

在骨头和骨头之间触摸得稍微一样移动

注意：不要按到对方的指甲；自己的指甲不要接触对方。

功效：放松手指。

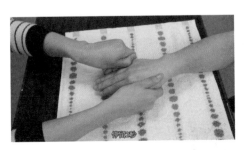

停留2秒

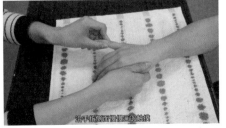

沿手指侧面慢慢画圆接触

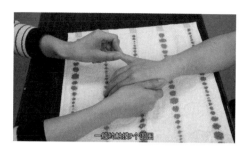

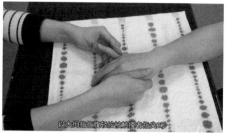

第五节

同第一节。

旋转手掌。像握手一样，双手包住接受抚触者（演示者或老年人）的手，将手慢慢翻转，使对方的手掌朝上。

功效：温暖、放松整个手部；感知手掌厚度。

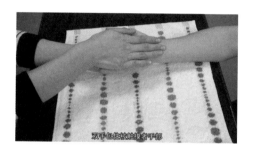

第六节

1. 沿着手腕、中央、手指的顺序，分 3 次接触手掌全部。

2. 接触手腕的时候，用自己的手掌包裹住接受抚触者（演示者或老年人）的大拇指，支撑住大拇指进行。触到中央和指侧的时候，将自己的大拇指插入对方的大拇指下，定好大拇指的位置，将自己的大拇指放到对方的大拇指和示指间的指骨根部。

功效：感知手掌宽度。

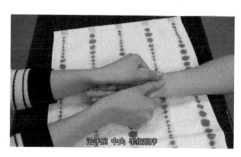

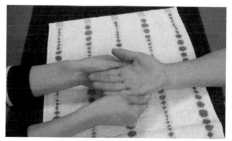

第七节

1. 用一只手从下方支撑着接受抚触者（演示者或老年人）的手，另一只手的示指、中指、无名指聚到一起，使指腹与手掌紧密接触，以老年人的手掌中央为起点，顺时针画圆移动。

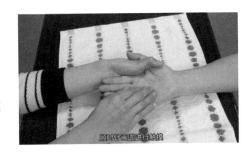

2. 到接受抚触者（演示者或老年人）的手腕和手掌边缘，不留空隙地进行两圈抚触。

功效：感知手掌边缘。

第八节

1. 一只手从下方支撑接受抚触者（演示者或老年人）手背，对方手腕与自己手腕互相接触后，使自己手上下与对方手紧密接触，向对方指尖移动。

2. 到了指尖处后，下方的手呈包裹状轻轻握住接受抚触者（演示者或老年人）的指尖，上方的手到指尖尾部停止。注意不要遗漏大拇指和小拇指的抚触。

注意：以上为一组，一共进行三组。

旋转手掌。像握手一样，双手包裹住接受抚触者（演示者或老年人）手部，将手慢慢翻转，使对方手背朝上。

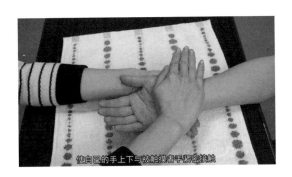

旋转手掌。像握手一样，双手包裹住接受抚触者（演示者或老年人）手部，将手慢慢翻转，使对方手背朝上。

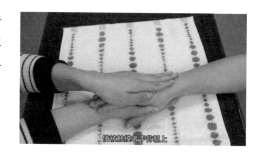
使被触摸者手背朝上

第九节

1. 双手包裹住接受抚触者（演示者或老年人）的手，大拇指放到对方的手腕上，右手大拇指向右，左手大拇指向左，边画小圆，边沿手腕向下移动；大拇指到了对方的手腕侧面后，将大拇指换成示指和中指（注意不要有明显停顿）。

2. 同法，抚触手背的内侧。双手于接受抚触者（演示者或老年人）手腕内侧中央处相遇后，双手大拇指放在比刚才稍微靠下的位置，变换手指，逐渐抚触至手腕内侧中央处。

注意：第一次和第二次抚触范围应稍有重叠，避免空隙。

功效：感知手腕宽度、厚度。

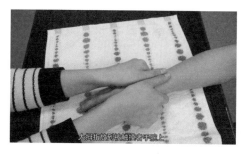
大拇指放到被触摸者手腕上

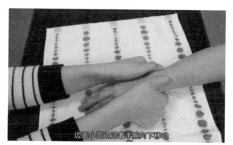
边画小圆边沿着手腕向下移动

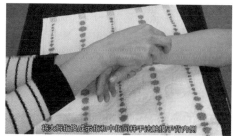
将大拇指换成示指和中指同样手法抚摸手背内侧

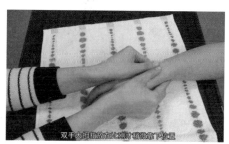
双手大拇指放在比刚才稍微靠下位置

第十节

1. 一只手放到接受抚触者（演示者或老年人）手腕下，另一只手横向放到对方手腕上；双手与对方的手紧密接触的同时，移动到对方的手的中央位置并停止。

2. 双手轻柔地包住接受抚触者（演示者或老年人）的手，静置 2 秒。

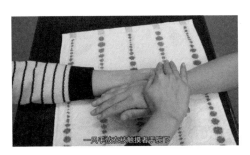

用毛巾包裹被抚触过的手，保持接触的同时，逐渐慢慢向另一只手移动，同法抚触另一只手。

功效：温暖整个手部。

收尾：用毛巾包裹接受抚触者（演示者或老年人）的手，将自己双手放置于包裹了毛巾的对方的双手上，静置 10 秒。告知对方抚触结束，慢慢将手拿开。

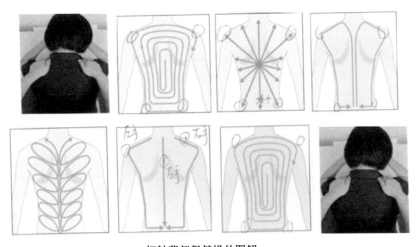

抚触背部保健操的图解

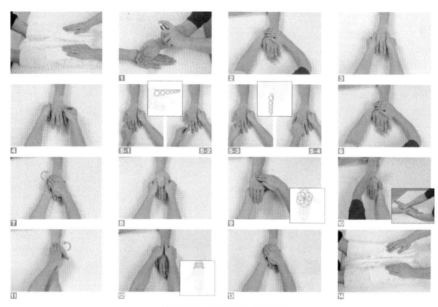

抚触手部保健操的图解